CRISIS
SALUD
ENFERMEDAD
Y PRACTICA MEDICA

Diseño e ilustración de portada: Colberdt

Primera edición: marzo de 1990
Primera reimpresión: agosto del 2000

CRISIS, SALUD-ENFERMEDAD Y PRÁCTICA MÉDICA

Editado en México por Plaza y Valdés, S.A. de C.V.
Manuel María Contreras núm. 73, Col. San Rafael,
México, D. F. Tel. 5705-56-46

ISBN: 968-856-231-9

Impreso en México

CRISIS SALUD ENFERMEDAD Y PRACTICA MEDICA

Raúl Rojas Soriano

PLAZA Y VALDES
P Y V
EDITORES

CONTENIDO

INTRODUCCION

En este libro se exponen diversas experiencias que hemos tenido en cursos y conferencias impartidos a médicos, enfermeras y odontólogos de diversas universidades del país y del extranjero y de instituciones del sector Salud. Se presentan también las experiencias obtenidas en el campo de la investigación sociomédica cuando trabajamos en el Instituto Mexicano del Seguro Social.

Crisis, salud-enfermedad y práctica médica busca llenar una laguna en el estudio de las relaciones entre *lo social* y el proceso salud-enfermedad que hoy en día existe tanto en la enseñanza como en la práctica profesional dentro de este campo.

Se ha cuidado que la presentación del texto en capítulos pequeños en los que se exponen experiencias concretas facilite su lectura.

Deseo, por último, agradecer a mi compañera, la licenciada Amparo Ruiz, su comprensión y apoyo en la elaboración de este trabajo; asimismo, agradezco a la pasante de sociología Georgina Rojas su desinteresada ayuda en el trabajo de revisión del texto.

RAUL ROJAS SORIANO

1. CRISIS Y PROCESO SALUD—ENFERMEDAD

La crisis actual que enfrentan los países latinoamericanos ha acentuado las contradicciones sociales imperantes en nuestras sociedades subdesarrolladas. Las dificultades que enfrenta el capitalismo para resolver los problemas socioeconómicos de la mayoría de la población muestran el fracaso de las políticas estatales insertas dentro del modelo de desarrollo capitalista dependiente.

El análisis de la crisis económica de nuestros países debe ubicarse dentro de la dinámica del capitalismo internacional. Las exigencias del capitalismo financiero formuladas por el Fondo Monetario Internacional responden a las leyes de la acumulación capitalista que permiten el desarrollo económico y social de los países hegemónicos en detrimento de los países subordinados. La deuda externa de América Latina supera los 400 mil millones de dólares y esta realidad trasciende al ámbito económico y se manifiesta en diversos fenómenos de la vida social, política, cultural y de salud de nuestros países.

Aunado a lo anterior se observa una gran concentración de la riqueza en un reducido porcentaje de la población mientras que la mayoría enfrenta serios problemas de desempleo y subempleo, altas tasas de inflación, baja capacidad adquisitiva de las clases trabajadoras, etcétera. Todo esto se traduce en un hecho objetivo: la mayoría de la población de nuestros países enfrenta condiciones de trabajo y de vida cada vez más deterioradas. Se observan así mayores problemas para conseguir vivienda o que ésta tenga los servicios básicos; dificultades para lograr una alimentación adecuada y para tener acceso a los niveles medio y superior de la educación. Los accidentes laborales siguen aumentando en términos relativos y absolutos; las enfermedades de la pobreza continúan haciendo estragos entre la población perteneciente a las clases trabajadoras. Se han incrementado a la vez las llamadas enfermedades del desarrollo.

Interesa aquí analizar las relaciones entre los fenómenos socio-económicos y los problemas de salud que enfrentan sobre todo las clases trabajadoras de nuestro país.

La explotación capitalista es una realidad que se manifiesta en forma objetiva en las condiciones de vida y de trabajo de las clases populares que cada vez se encuentran más deterioradas en América Latina. Esta situación incide directamente en la salud de las clases explotadas, generándose una patología de la pobreza y daños a la salud ocasionados por las condiciones inadecuadas en las que se realiza el proceso productivo.

Para ubicar el modelo de desarrollo que ha seguido México y establecer sus relaciones con los procesos de salud-enfermedad que enfrentan las clases trabajadoras, es necesario revisar los aspectos más relevantes de dicho modelo.

Las características del desarrollo económico y sus repercusiones en los distintos órdenes de la vida social de nuestro país, encuentran su explicación en el modelo de desarrollo que ha seguido a partir fundamentalmente de la década de los cuarenta. En este periodo se acelera el proceso de industrialización que permitiría la sustitución de importaciones, aprovechando la coyuntura de la segunda confrontación bélica mundial.

A partir de entonces, el desarrollo de la economía mexicana, al formar parte del sistema capitalista mundial y por determinadas circunstancias históricas, ha adquirido plenamente una configuración especial como sucede con el resto de las economías latinoamericanas: la de ser una economía capitalista dependiente. Importa destacar que esta realidad se empieza a conformar desde la época colonial, cuando los países latinoamericanos se convierten en productores de materias primas, debido a la división internacional del trabajo, para satisfacer las necesidades de acumulación capitalista de las economías centrales.

La situación concreta de los países latinoamericanos —con excepción de Cuba— se deteriora cada vez más como resultado de la dependencia económica y tecnológica que tienen con respecto al capitalismo internacional, el cual ha influido en la determinación de la estructura y organización social de los países de la región, afectando la vida económica, política, social y cultural, así como la salud y el bienestar de la población.

Uno de los resultados de la intervención de los países capitalistas desarrollados en las economías latinoamericanas atrasadas, concretamente México, ha sido la concentración de los procesos de industrialización en aquellas zonas que disponen de los medios necesarios para satisfacer los requerimientos de la acumulación capitalista. Por ejemplo, materias primas, medios de transporte, vías de comunicación, fuerza de trabajo abundante y barata. Esto ha conducido a generar y mantener un desequilibrio interno que se expresa en la concentración de las actividades económicas, políticas, culturales y de los servicios médicos en aquellas zonas donde más se desarrolla el capitalismo.

Tal situación ha dado origen a fenómenos de emigración del campo a las ciudades debido a las ineficaces medidas de nuestra reforma agraria (falta de reparto equitativo de la tierra e insuficiente o deficiente asesoría técnica y ayuda crediticia). Junto a esto, se observa una presencia cada vez mayor de relaciones capitalistas en las actividades agropecuarias, lo cual conlleva al desplazamiento de fuerza de trabajo que busca acomodo en las actividades industriales o en el sector servicios de las zonas urbanas.

Esto conduce al crecimiento incontrolado de las ciudades, que se acentúa a partir de la década de los cincuenta, cuando se aceleran los procesos de industrialización en nuestro país.

Lo anterior crea serios problemas de urbanización ya que el espacio susceptible de habitarse se vuelve en las ciudades técnica y socialmente insuficiente. Surgen entonces zonas proletarias y las llamadas "ciudades perdidas" y cinturones de miseria que carecen de algunos o de todos los servicios básicos (drenaje, agua potable, recolección de basura, luz eléctrica, servicios médicos, etcétera).

Las ciudades se convierten en forma cada vez más rápida en lugares perjudiciales para la salud de la población, debido a los procesos de industrialización, urbanización y emigración campo-ciudad desordenados o de difícil control. Tal situación origina, por un lado, una creciente contaminación, y, por el otro, un desempleo o subempleo cada vez mayor por la incapacidad de las estructuras urbanas de absorber toda la fuerza de trabajo proveniente del campo y del crecimiento natural de las ciudades.

Esta realidad, impuesta por las características que ha adoptado el desarrollo capitalista en México, repercute sin duda en la salud de la población, sobre todo la que pertenece al proletariado que no cuenta con los medios suficientes y adecuados para hacer frente a las condiciones sociales que originan o crean un medio para que aparezcan mayores enfermedades y accidentes más graves y frecuentes. La crisis económica actual ha conducido a que otros sectores de la población, concretamente las llamadas capas medias, enfrenten condiciones de trabajo y de vida cada vez más difíciles, situación que origina la presencia de mayores problemas de salud.

El desempleo o inseguridad en el trabajo, el subempleo, la explotación infantil, la inflación, la alimentación insuficiente o inadecuada, la vivienda insalubre y sin los servicios necesarios, la contaminación ambiental, las condiciones de trabajo enajenantes, el transporte inseguro, etcétera, generan o crean un campo propicio para que surjan mayores enfermedades infecciosas y parasitarias, más accidentes y suicidios, alcoholismo, desnutrición, drogadicción; problemas dermatológicos, oftalmológicos y auditivos (por la contaminación ambiental), stress, neurosis, hipertensión, etcétera, todo lo cual conforma la *patología urbana*.

Esta realidad histórica la resiente con mayor fuerza el proletariado que no dispone de los medios para cambiar las condiciones sociales que genera esa patología. Dicha clase vive generalmente en las zonas más pobres de la ciudad en las que se carece de los servicios básicos para evitar o retrasar las enfermedades tanto infecciosas como las crónico-degenerativas. Se reduce así su esperanza de vida por las condiciones materiales de existencia cada vez más deterioradas.

Con respecto a los asalariados del campo y ejidatarios, las condiciones de trabajo y de vida son cada vez más difíciles debido a que ellos resienten, al igual que el proletariado urbano, los efectos de la crisis que vive el país. Sin apoyos crediticios y asesoría técnica los ejidatarios y minifundistas sobreviven a las condiciones impuestas por los intermediarios, los acaparadores y la burocracia oficial. La situación más difícil la padecen los asalariados del campo sujetos a una gran explotación y sin tener acceso al sistema de seguridad social.

La desnutrición, la fatiga, las enfermedades infecciosas y parasitarias y las condiciones inadecuadas de vida y de trabajo dificultan la reproducción de la fuerza de trabajo, originando un envejecimiento prematuro.

El uso no controlado de pesticidas genera diversos problemas de salud poco estudiados, los que aunados a la presencia de accidentes y a la existencia de fauna agresiva, afectan la salud del trabajador del campo.

Miles de pequeñas poblaciones carecen de servicios médicos institucionales y de otros servicios básicos para mejorar su nivel de vida; existe un desempleo y subempleo crecientes que aunados al derrumbe del poder adquisitivo y a la falta de apoyo oficial obligan al trabajador del campo a emigrar a las ciudades o al vecino país del norte.

Sólo algunos grupos campesinos privilegiados han podido sortear la crisis y evitar que su nivel de vida se deteriore contando con recursos para hacer frente a las enfermedades. Sin embargo, el futuro del campo no es promisorio.

De lo expuesto hasta aquí puede deducirse que la forma como los grupos sociales producen y se reproducen (sus condiciones reales de vida y de trabajo), determina cómo y de qué se enferman, con qué gravedad y frecuencia, su esperanza de vida, el acceso oportuno y adecuado a los servicios médicos, y de qué mueren. Las características del desarrollo urbano, enmarcado dentro del capitalismo, limitan a la mayoría de la población compuesta por las clases trabajadoras y diversas capas medias, el acceso a bienes y servicios adecuados y suficientes para evitar o retrasar la presencia de diversas enfermedades tanto infecciosas como crónico-degenerativas (diabetes, cáncer, cirrosis hepática, etcétera).

Por lo tanto, puede decirse que el desarrollo capitalista en México repercute en diversos órdenes de la sociedad, creando serios problemas que no pueden encontrar solución dentro de los marcos de la estructura y organización social existentes en nuestro país. Los problemas ocasionados tanto por la dinámica del desarrollo capitalista a nivel mundial como por las características particulares que el capitalismo ha adoptado en México, influyen de manera directa o indirecta, mediata o inmediata, en la problemática de salud de la población. Se configuran cuadros de enfermedad que son producto de determinadas relaciones sociales de producción que mantienen los individuos en una sociedad capitalista como la nuestra, para apropiarse de la naturaleza y producir los medios de vida para su subsistencia.

El análisis de las relaciones de explotación capitalista existentes en nuestro país permite mostrar que los procesos de salud-enfermedad entre los miembros de las clases trabajadoras se encuentran determinados por sus condiciones de vida y de trabajo.

El capital requiere nutrirse constantemente con fuerza de trabajo joven que permita mantener, o elevar, sus tasas de ganancia. De acuerdo con esto, el capital estaría, supuestamente, interesado en conservar dicha fuerza de trabajo, es decir, en proporcionarle los medios para que se desarrolle en las mejores condiciones. Sin embargo, la realidad es muy distinta. Los niños y jóvenes de las clases trabajadoras se encuentran en una situación cada vez más difícil que les limita o impide el acceso a diversos satisfactores y servicios.

Por ejemplo, aun cuando no se da una relación directa y mecánica entre educación y acceso a empleos y niveles salariales decorosos, sí es posible señalar que en cierto momento y bajo determinadas condiciones, la educación juega un papel importante en la elevación del nivel de vida de una familia.

Los niños y jóvenes de las clases trabajadoras enfrentan serias dificultades para alcanzar una educación media o superior que les permita luchar en mejores condiciones por empleos no marginales. La realidad muestra que el sistema educativo contiene una serie de filtros desde la educación básica, que conducen a la inmensa mayoría de los miembros de las clases trabajadoras a abandonar a temprana edad la escuela para dedicarse a actividades productivas. La deserción escolar debe de ser vista como un fenómeno social que tiene profundas raíces en la situación de clase de los miembros de una sociedad.

La educación no representa por sí sola una alternativa real de los grupos marginados o explotados de nuestra sociedad para mejorar su nivel de vida.

Los intereses capitalistas que dominan el panorama social, económico y político exigen que sólo una minoría —que pertenece a las clases dominantes— se prepare para dirigir los destinos del aparato político-administrativo y los procesos de producción de nuestro sistema social.

Las clases trabajadoras tienen, ante esta situación, que vender su fuerza de trabajo en condiciones desfavorables. Las relaciones de explotación que predominan en nuestra sociedad permiten que el capital busque las mejores formas de explotar al trabajador e incorporar a los procesos productivos a obreros sobre todo jóvenes, que se encuentren en condiciones adecuadas para producir plusvalía. Se requiere una fuerza de trabajo sana que no represente fuertes gastos al capital para su reproducción. Marx destaca que:

> La producción capitalista, que es, en sustancia, producción de plusvalía, absorción de trabajo excedente, no conduce solamente al *empobrecimiento* de la fuerza humana de trabajo, despojada de sus condiciones normales de desarrollo y de ejercicio físico y moral. Produce, además, la extenuación y la muerte prematuras de la misma fuerza de trabajo. Alarga el tiempo de producción del obrero durante cierto plazo a costa de acortar la duración de su vida (Marx, *El capital*, vol. I, p. 208).

De esta manera las condiciones adversas que enfrenta la fuerza de trabajo en el proceso productivo deterioran la salud física del trabajador. Al capital le interesa solamente la capacidad de la fuerza de trabajo para producir plusvalía. Ignora o le importa poco la forma como se desgasta el obrero en el proceso de la producción.

En nuestro país, la situación que enfrenta el proletariado es cada vez más difícil ya que, por un lado, las condiciones de empleo y de trabajo las impone el capital y, por lo tanto, está sujeto a las exigencias del mismo; por el otro, las condiciones de vida adversas generan diversos daños a la salud del obrero al no permitirle contar con los elementos básicos (alimentación, vivienda, servicios) para la reproducción de su fuerza de trabajo.

Marx señala que:

> La tendencia a economizar los medios sociales de producción. . . se convierte en manos del capital, en un saqueo *sistemático contra las condiciones de vida del obrero durante el trabajo*, en un robo organizado de espacio, de luz, de aire y de los medios personales de producción contra los procesos de producción malsanos o insalubres (Marx, *op. cit.*, pp. 352-353).

Sin duda, la juventud trabajadora en la ciudad y el campo es la que enfrenta en condiciones más desventajosas las embestidas del capital. Este busca sangre joven, energías que puedan producir más en menos tiempo y con la menor pérdida de recursos. Los jóvenes obreros, por su misma juventud, aparentemente ignoran o no le dan importancia al desgaste físico y psíquico que le produce el medio laboral. Sin embargo, en ellos se manifiestan diversos cuadros patológicos como el *stress*, la hipertensión, la neurosis y diversas enfermedades profesionales y accidentes según sea su tipo de trabajo. Esta patología disminuye las posibilidades reales de que los individuos se desarrollen en otros ámbitos (social, cultural, espiritual). Junto a esta problemática, el trabajador tiene que enfrentar una situación de vida adversa impuesta por el capital. Las condiciones de su vivienda, el tipo de alimentación, los niveles educativos, el acceso real a los servicios médicos están determinados por la posición que el individuo ocupa en la sociedad y más concretamente, en el proceso de trabajo. Al respecto, Marx señala que "para comprender en todo su alcance las leyes de la acumulación, no puede perderse tampoco de vista la situación del obrero *fuera* de la fábrica, su comida y su vivienda" (*op. cit.*, p. 554).

Los planteamientos anteriores muestran, sin lugar a dudas, un panorama crítico para lograr la meta que en el campo de la salud nuestro país se comprometió a alcanzar en la Reunión Internacional celebrada en Alma Ata, URSS, en 1978: "Salud para todos en el año 2000". Este propósito difícilmente puede convertirse en realidad en las actuales circunstancias sociohistóricas.

2. CRITICA AL MODELO: HISTORIA NATURAL DE LA ENFERMEDAD

El modelo unicausal para explicar el surgimiento de las enfermedades se consolida en la segunda mitad del siglo pasado con los trabajos de Pasteur y Koch en el campo de la microbiología. Se establece así una relación lineal entre determinado agente patógeno (por ejemplo, el bacilo de Koch) y la presencia de cierta enfermedad (la tuberculosis, en este caso). Este modelo considera un solo tipo de causas de la enfermedad ya que el interés radica en eliminar el o los agentes patógenos, físicos, químicos o mecánicos que ocasionan la alteración de las funciones normales o las condiciones anatómicas del organismo. Por ejemplo, se busca erradicar o controlar una enfermedad infecciosa o crónica, o reparar la salud del trabajador que se accidentó en una fábrica.

Al iniciarse la segunda mitad del presente siglo, el modelo médico basado en el enfoque unicausal enfrenta una severa crisis al no poder resolver diversos problemas de salud generalizados tanto en los países desarrollados como en los subdesarrollados. Aunado a esto, los aportes de las ciencias sociales permiten mostrar que el modelo unicausal es insuficiente para explicar el origen de las enfermedades ya que existen otros elementos del medio ambiente que influyen en el proceso salud-enfermedad. Esta incapacidad explicativa de dicho modelo se hace cada vez más evidente a medida que se acentúa la crisis del capitalismo en la década de los sesenta. En esas circunstancias históricas se ve la necesidad por parte de los grupos dominantes en el área médica de plantear un nuevo marco teórico para interpretar el proceso salud-enfermedad acorde con los intereses sociales dominantes. Se trata de mediatizar la presencia cada vez mayor de movimientos populares en los que empieza a darse un proceso de concientización en los grupos explotados sobre los daños que ocasionan a su salud las condiciones deterioradas de vida, producto de las relaciones capitalistas de producción.

Se busca entonces tomar en cuenta variables del medio físico y social para explicar la presencia de las enfermedades a fin de interrumpir la cadena causal mediante la modificación o supresión de alguna de las variables que intervienen en el surgimiento de los procesos patológicos. Este modelo multicausal, de orientación positivista, no pretende conocer las verdaderas causas del problema, es decir, las causas estructurales, sino aquellos factores que resultan fáciles de atacar con medidas de salud pública tradicionales o con procedimientos clínicos propios de la medicina curativa.

En este marco de referencia se inscribe el modelo de la Historia Natural de la Enfermedad que desarrollan Leavell y Clark a fin de ofrecer una explicación multicausal de la enfermedad. Dicho modelo se enseña hoy en día en todas las facultades y escuelas de medicina, enfermería y odontología del país y rige la práctica médica prevaleciente.

La Historia Natural de la Enfermedad se basa en la Tríada Ecológica, es decir, en tres factores que se hallan interrelacionados en un constante equilibrio: el Agente, el Huésped y el Medio Ambiente. Esta situación permite que exista un relativo "estado de salud" en el llamado periodo prepatogénico ya que estos tres elementos se encuentran en una interacción adecuada que permite el mantenimiento del equilibrio ecológico. En el periodo patogénico se rompe dicho equilibrio ya que se presenta un factor desencadenante, por ejemplo ciertos elementos del ambiente favorecen el ataque del agente sobre el huésped susceptible y éste pasa al "estado de enfermedad". Cuando las lesiones celulares y tisulares y las alteraciones bioquímicas y fisiológicas se manifiestan se dice que aparece el *horizonte clínico* que es una línea hipotética que separa la etapa preclínica de la etapa clínica en el periodo patogénico.

Este periodo puede terminar si la enfermedad se vuelve crónica, si el enfermo muere o si "recupera" la salud con secuelas o invalidez, o sin ellas.

El esquema de la Historia Natural de la Enfermedad permitió estructurar un sistema de prevención a diferentes niveles. Prevención primaria, son aquellas medidas preventivas que se llevan a cabo en la etapa prepatogénica e incluye promoción de la salud (educación sanitaria, por ejemplo) y protección específica (inmunizaciones, atención a la higiene personal, etcétera). Prevención secundaria es aquella que se realiza a través de un diagnóstico temprano y tratamiento oportuno y adecuado (medicina curativa). La prevención terciaria permite limitar las secuelas y rehabilitar al inválido.

No obstante el avance que representa el modelo de la Historia Natural de la Enfermedad en relación con el modelo unicausal en tanto aquél toma en cuenta diversos factores para explicar la aparición de las enfermedades o los accidentes, dicho enfoque multicausal tiene las siguientes limitaciones:

1. En la etapa prepatogénica se manejan diversas variables socioeconómicas como parte del medio ambiente social sin una debida jerarquización y en forma ahistórica. Se olvida que los individuos pertenecen a clases sociales y que, por lo tanto, la manera como producen y se reproducen se encuentra socialmente determinada por las relaciones de producción existentes. Las variables socioeconómicas se consideran como causas que influyen de manera directa o indirecta para el surgimiento de las enfermedades y accidentes. Sin embargo, la forma positivista de tratar dichas variables sólo permite conocer las causas externas, inmediatas, de los procesos patológicos y no las verdaderas causas que se encuentran en la estructura socioeconómica de la sociedad, misma que determina, dependiendo de cada clase social, la manera como los individuos se apropian de la naturaleza. El modelo de la Historia Natural de la Enfermedad busca, pues, considerar los aspectos empíricos de la relación entre *lo social* y el *proceso salud-enfermedad* a fin de proponer medidas pragmáticas para prevenir las enfermedades o accidentes, reparar la salud o rehabilitar al enfermo. Es, por lo tanto, un modelo reduccionista.

2. En la etapa patogénica el modelo mencionado ignora nuevamente que los individuos no son seres abstractos sino que pertenecen a ciertos grupos sociales con determinadas características socioeconómicas y culturales. De esta forma, el esquema de la Historia Natural de la

Enfermedad considera que si se tiene un diagnóstico temprano y un tratamiento oportuno y adecuado se puede restituir la salud o evitar mayores complicaciones. Se deja de lado que el acceso a los servicios médicos depende de las condiciones materiales de vida y de trabajo que poseen las diversas clases sociales en un determinado momento histórico. Se ignora que en los países capitalistas existe una atención médica clasista y que en los países subdesarrollados la mayoría de las personas o un importante porcentaje de éstas no tiene acceso a los servicios médicos de la seguridad social. Sin duda, los grupos privilegiados que tienen el poder económico y político son los que tienen mayores oportunidades de contar con una atención médica de la mejor calidad.

3. El modelo de la Historia Natural de la Enfermedad está orientado por la ideología propia de la corriente positivista: busca evitar el desequilibrio entre el Agente, el Huésped y el Medio Ambiente. En caso de que se pierda la interacción "normal" entre estos elementos se ponen en movimiento diversos mecanismos de control para que se vuelva al equilibrio ecológico. El hecho de plantear diversas medidas preventivas de carácter pragmático a lo largo de todo el proceso de la historia natural de la enfermedad, si bien es útil para evitar mayores daños a la salud, en el fondo recupera la idea positivista de que todo puede resolverse sin atentar contra el sistema social que es el que está principalmente determinando el surgimiento y prevalencia de las enfermedades y accidentes, así como su distribución, frecuencia y gravedad en los distintos grupos sociales.

4. De acuerdo con la crítica expuesta, es necesario superar el enfoque reduccionista del modelo mencionado y plantear un modelo de la historia *social* de la enferme-

dad que parta de esta tesis básica: Según sean las condiciones de vida y de trabajo de los individuos en cierto momento histórico, es decir, según sea la clase y el grupo social específico al que se pertenezca en una determinada formación social, será el tipo de enfermedades que se padezcan, su gravedad y frecuencia, así como el acceso real a los servicios médicos, la esperanza de vida y de qué mueren los individuos. Esto no implica, bajo ningún concepto, que se ignore la dimensión biológica de la enfermedad. Se trata más bien de darle su justo valor al aspecto social en el análisis del proceso salud-enfermedad y en las medidas tendientes a promover la salud, prevenir las enfermedades y accidentes, restaurar la salud y rehabilitar al enfermo.

3. DIMENSION SOCIAL Y BIOLOGICA DE LA ENFERMEDAD

En una crítica que formulamos al modelo de la Historia Natural de la Enfermedad en el periódico *Excélsior* el 11 de julio de 1988 (véase el capítulo anterior), señalamos las limitaciones de este planteamiento teórico en el análisis del surgimiento y desarrollo de la enfermedad, pues no obstante que toma en cuenta variables socioeconómicas y culturales para "explicar" cómo aparece la enfermedad, en el fondo sigue predominando el enfoque biologista que busca descubrir los agentes inmediatos que ocasionan los daños a la salud. Se refuerza, por lo tanto, el modelo biomédico al apoyar una práctica curativa, individualista y hospitalaria, olvidándose que existe una *historia social* de la enfermedad.

Este y otros planteamientos expuestos en diversos artículos publicados en el periódico *Excélsior* tratan de crear conciencia en el Sector Salud y en las escuelas de medicina a fin de que se considere *lo social* en el estudio del proceso salud-enfermedad, así como en la formación del personal de salud y en la práctica médica.

Sin embargo, el 20 de julio de 1988, en una conferencia que impartimos en la Facultad de Ciencias Médicas de la Universidad de San Carlos de Guatemala, tuvimos que defender la existencia de la dimensión biológica de la enfermedad. Esto se debió a que varios profesores de dicha Facultad al criticar al modelo biomédico señalaron enfáticamente que no había una historia natural de la enfermedad sino sólo una *historia social de la enfermedad* ya que sólo este último planteamiento podría ayudar realmente a resolver los serios problemas de salud que enfrenta la población guatemalteca.

Ante esta afirmación —que ignora el aspecto biológico de la enfermedad— tuvimos que demostrar en una Facultad de Ciencias Médicas que se ha caracterizado por mantener un verdadero compromiso con las causas populares, que la enfermedad tiene también una dimensión biológica que debe tomarse en cuenta para orientar su diagnóstico y tratamiento oportunos.

Insistimos que quienes se enferman son individuos de carne y hueso y no seres abstractos, razón por la cual es necesario que una vez detectada la enfermedad, se pongan al servicio del paciente todos los recursos de la medicina para resolver sus problemas de salud. Aquí, les señalamos a los compañeros médicos de la Universidad de San Carlos de Guatemala, que de poco sirven las ciencias sociales; se requiere, en cambio, que el médico cuente con una excelente preparación en el campo de la clínica para que maneje adecuadamente la información teórica y empírica disponible a fin de ofrecer un diagnóstico correcto y un tratamiento oportuno que permita restaurar la salud o evitar que la enfermedad siga progresando y deje secuelas incapacitantes.

Cuando se ha detectado cierta enfermedad en el individuo que acude a una clínica u hospital —les decía a los médicos de la Universidad de San Carlos— no podríamos plantearle al paciente y a sus familiares lo siguiente: "La organización social en general y la forma como se estructura el proceso productivo, de lo cual dependen las condiciones de trabajo y de vida del enfermo, son los factores culpables de que *fulano de tal* se haya accidentado o enfermado; esperemos, pues, a que cambien las circunstancias sociohistóricas para que se restablezca la salud del paciente".

Esta forma de proceder para atacar una enfermedad específica sería realmente rídicula y no la aceptarían ni el paciente ni la sociedad en general.

Tenemos que reconocer que la dimensión biológica es una realidad objetiva que debe tomarse en cuenta a fin de orientar una práctica médica adecuada y oportuna. Ignorar esto y disolver sin mayor reflexión los problemas concretos de la salud en *lo social* es caer en una posición dogmática que va en contra de una verdadera ciencia social crítica.

Una vez que se resuelvan clínicamente los casos individuales en los que se presenta una enfermedad o accidente —o antes de que surja el daño a la salud— tenemos que considerar la dimensión social a fin de buscar las verdaderas causas por las que aparecen las enfermedades y accidentes. Esto implica descubrir cómo se organiza la sociedad para producir y reproducirse y la manera como cada grupo social se incorpora al proceso de trabajo; debemos, pues, analizar sus condiciones de empleo y su situación laboral así como su vida material en general. De esta forma, podremos proponer soluciones de fondo que superen la inmediatez de los paliativos que hoy en día ofrece la medicina curativa que domina en nuestras sociedades subdesarrolladas.

Afortunadamente —ya para terminar este capítulo— aquellos profesores de la Facultad de Ciencias Médicas de la Universidad de Guatemala que habían hecho "desaparecer" de sus análisis la historia natural de la enfermedad, reconocieron la importancia de tomar en cuenta el aspecto biológico en el diagnóstico y tratamiento de la enfermedad.

4. PRECURSORES DE LA SOCIOLOGIA MEDICA

En el libro *Sociología médica* tratamos de demostrar que Marx y Engels estuvieron profundamente preocupados por los daños que la explotación capitalista ocasionaba a la salud de la clase trabajadora en Inglaterra, país donde se había desarrollado con más fuerza el modo de producción capitalista. Su estudio sobre la explotación no se realizó de manera abstracta, sino que observaron las repercusiones concretas de las condiciones de trabajo y de vida impuestas por el capitalismo en la salud del proletariado: más enfermedades, accidentes y muertes y reducción de la esperanza de vida del obrero y su familia.

Los creadores del marxismo analizaron la morbimortalidad y la expectativa de vida de la clase trabajadora con base en un marco teórico materialista y realizaron diversos planteamientos y análisis concretos de las causas y consecuencias sociales de los problemas de salud del proletariado. Sus estudios pudieron efectuarse gracias a la existencia de información proveniente de censos, encuestas, entrevistas e informes efectuados por autoridades médicas e inspectores de fábricas de Inglaterra.

Podemos formular sus aportes en el campo de la sociología médica en los siguientes términos.

1) elaboraron un marco teórico-metodológico, dentro del materialismo histórico, para analizar el proceso salud-enfermedad de la clase proletaria y los diversos fenómenos vinculados con dicho proceso. En relación con lo anterior;

2) expusieron y apoyaron empíricamente diversas tesis actualmente en boga en la sociología médica, y

3) establecieron relaciones empíricas concretas entre el proceso salud-enfermedad y diversos fenómenos sociales derivados de la explotación capitalista (hacinamiento, desnutrición, intensidad en el proceso de trabajo, etcétera).

Estas grandes líneas de reflexión e investigación fueron expuestas en dos obras: *El capital*, de Marx y *La situación de la clase obrera en Inglaterra*, de Engels. La organización y sistematización de los materiales teóricos y empíricos de Marx y Engels sobre la salud-enfermedad del proletariado, en base a los tres puntos anteriores, representan un esfuerzo por rescatar una esfera de su pensamiento poco analizado por los estudiosos del marxismo. Sin duda, el conocimiento de sus aportaciones en el campo de la sociología médica permitirá guiar futuros trabajos de investigación sobre el proceso salud-enfermedad de la clase obrera.

Las aportaciones teóricas y análisis concretos de Marx y Engels han sido dejados prácticamente de lado por los estudiosos del marxismo, en su afán por desarrollar otros aspectos de esta corriente. Olvidan, pues, que quienes sufren directamente la explotación capitalista son obreros, seres de carne y hueso, y no entidades abstractas.

De igual manera, los especialistas de diversas disciplinas de la salud (epidemiología, medicina del trabajo, salud pública), han ignorado o menospreciado las contribuciones de Marx y Engels sobre las causas sociales del proceso salud-enfermedad. Es necesario subrayar que los análisis que efectuaron los creadores del marxismo en relación con la salud-enfermedad están más vigentes ahora que nunca, cuando el capitalismo se debate en una profunda crisis que repercute en una mayor explotación de la clase trabajadora, con los consiguientes daños a su salud.

El consumo de la fuerza de trabajo en el proceso productivo implica un desgaste de energías, de cerebro, de nervios que repercute directa o indirectamente en la salud del obrero: mayores enfermedades y accidentes de trabajo más frecuentes, envejecimiento prematuro y reducción de la esperanza de vida. Marx relacionó lo anterior con las características inherentes al modo de producción capitalista: "La producción capitalista, que es, en sustancia, producción de plusvalía, absorción de trabajo excedente, no conduce solamente al *empobrecimiento* de la fuerza humana de trabajo, despojada de sus condiciones normales de desarrollo y de ejercicio físico y moral. *Produce, además, la extenuación y la muerte prematuras de la misma fuerza de trabajo. Alarga el tiempo de producción del obrero durante cierto plazo a costa de acortar la duración de su vida" (El capital,* vol. I, p. 208). Los planteamientos de Marx sobre las repercusiones de la división del trabajo en la salud del proletariado son concretos: "toda división del trabajo en el seno de la sociedad lleva aparejada inseparablemente cierta degeneración física y espiritual del hombre. El periodo manufacturero. . . crea la base y da el impulso para que se forme una *patología industrial*" (*ibid.*, p. 296).

Entre las tesis de la sociología médica que Marx y Engels formularon hace más de un siglo, se encuentran las siguientes:

1. Cada formación social (sociedad históricamente determinada) crea su propia patología y produce las condiciones sociales para la reproducción de la misma, en consonancia con el modo de producción prevaleciente. Sobre esta tesis, Marx, con base en los informes de autoridades médicas y apoyándose en su marco teórico planteó que "la tuberculosis y otras enfermedades pulmonares del trabajo son la condición de vida del capitalismo" (*ibid.*, p. 403). Por su parte, Engels, en su libro citado antes señala: "las diversas enfermedades (viruela, rubeola, tos convulsa o fiebre escarlatina), son la necesaria consecuencia del moderno abandono y de la moderna opresión de la clase obrera" (p. 142).

2. "Existe una situación diferencial entre las dos clases sociales fundamentales presentes en las formaciones sociales capitalistas (proletariado y burguesía) con respecto a la morbimortalidad, la esperanza de vida y el acceso real a los servicios médicos".

3. "Dentro del proletario existe una situación diferente entre los diversos sectores que lo componen con respecto a las características de la morbimortalidad, la esperanza de vida, el nivel de conciencia sobre los problemas de salud y el acceso real a los servicios médicos".

4. "Existe una situación diferente entre la ciudad y el campo en lo que respecta a las características de la morbimortalidad y el nivel de esperanza de vida de la población".

Cada uno de estos planteamientos fue apoyado por Marx y Engels tanto teórica como empíricamente. Asimismo, establecieron relaciones empíricas, sustentadas desde su perspectiva teórica, para explicar los daños a la salud del obrero y su familia ocasionados por las deterioradas condiciones materiales de vida de la clase trabajadora. Lo anterior demuestra el interés que tenían los creadores del marxismo por conocer científicamente las causas y consecuencias sociales de las enfermedades y accidentes de trabajo ocasionados por el modo de producción capitalista a fin de orientar mejor su lucha contra la explotación de la clase proletaria.

5. INVESTIGACION SOCIOMEDICA. SU IMPORTANCIA

El 27 de noviembre de 1988 un destacado científico mexicano, el doctor René Raúl Drucker, señaló en un artículo titulado "SOS de la ciencia" publicado en un periódico nacional que aproximadamente una cuarta parte de los investigadores en México se dedican a la investigación en Salud. Esta área la podemos dividir —dice Drucker— en: 1) la investigación biomédica, que es la disciplina que estudia los aspectos básicos de la medicina y, 2) la investigación médica, la cual tiende a enfrentarse a problemas clínicos más aplicativos. Los dos tipos de investigación son muy importantes y en general el uno necesita del otro. Desgraciadamente es poco frecuente que el biomédico básico y el clínico tengan mucha interacción, aunque este problema no es privativo de México, señala dicho científico (*unomásuno*, suplemento político, pp. 1-6).

El hecho de circunscribir la investigación en salud sólo a la investigación biomédica y clínica conduce a reforzar el modelo biologista dominante y la práctica médica individualista, curativa y hospitalaria que hemos criticado en otros capítulos. El planteamiento del doctor Drucker prevalece entre las autoridades del sector Salud ya que se ignora la importancia de la investigación sociomédica, la cual no ha recibido el apoyo que se merece por considerar que los recursos destinados a ella no se materializan en aportaciones concretas. Así, el secretario de Salud del régimen de Miguel de la Madrid, "al inaugurar el LXV ciclo académico de la Escuela de Salud Pública subrayó que la integración de ésta al nuevo Instituto Nacional de Salud Pública permitirá la formación de mejores recursos humanos para hacer investigaciones biomédicas en beneficio de la salud" (*Boletín SSA*, Año V, núm. 45, marzo de 1987, p.5).

Se olvida que la Escuela de Salud Pública tiene como función la enseñanza e investigación de las variables sociales que influyen en los procesos de salud-enfermedad colectivos, por lo que la investigación biomédica no está dentro de los propósitos centrales de dicha escuela.

El mejoramiento de la salud y la lucha contra la enfermedad no se consigue sólo con acciones médicas sino que se requiere del conocimiento preciso de la realidad social que influye directa o indirectamente en el proceso salud-enfermedad. También la situación social se manifiesta en la forma como se organizan las respuestas de la sociedad y del estado mexicano para enfrentar los daños a la salud que sufre la población. Por ello, la realidad social, económica y cultural que se presentan en los diversos grupos sociales y en las distintas zonas del país no puede pasarse por alto si realmente se pretende construir un modelo médico que responda a las necesidades y expectativas de los distintos núcleos de población.

El hecho de tomar en cuenta *lo social* en el análisis del proceso salud-enfermedad así como en la organización y funcionamiento de los servicios médicos no solamente lo hemos propuesto los sociólogos, antropólogos y psicólogos sociales, sino que ha sido una inquietud de algunos funcionarios del sector Salud que han tratado de superar la visión reduccionista en que hoy se encuentra inmersa la práctica médica.

Un destacado médico, el doctor Luis Castelazo Ayala, subdirector médico del Instituto Mexicano del Seguro Social (IMSS) durante el sexenio de Luis Echeverría, nos señalaba en las reuniones técnicas que realizaba anualmente la Subdirección Médica de esa Institución, que "detrás de cada acción médica debería existir un estudio social". Tal planteamiento iba en contra de la posición de varios funcionarios de diversas jefaturas del área médica que constantemente hostilizaban al grupo de Estudios médico-sociales que trabajábamos en la entonces Jefatura de Planeación y Supervisión Médica. Se insistía en las reuniones técnicas por parte de funcionarios con criterio eficientista que los recursos destinados a la investigación sociomédica deberían ser canalizados mejor hacia la construcción de nuevas unidades médicas. Tal forma de pensar continúa hoy en día vigente entre muchos funcionarios del sector Salud, por lo que el mayor apoyo lo recibe la investigación biomédica y clínica, relegándose a segundo plano la que se efectúa en el campo de la sociología médica. Esto queda de manifiesto en el Plan Nacional de Desarrollo (1989-1994), en donde se destaca la investigación biomédica (véase el capítulo respectivo).

Así, se deja de lado que la prestación de los servicios médicos la reciben grupos sociales que tienen características socioculturales y económicas diferentes que modelan tanto su concepción del proceso salud-enfermedad, como la forma en que deben enfrentarse los daños a la salud y con qué tipo de personal. El modelo de atención médica debe tomar en cuenta esta realidad a fin de evitar fracasos, por ejemplo, cuando se implanta mecánicamente un modelo urbano a zonas rurales e indígenas. Esto nos pasó en el IMSS cuando a través del programa de Solidaridad Social que se puso en marcha en 1973, se crearon cientos de unidades médicas de campo en todo el país, las cuales se encontraban subutilizadas ya que la población de las áreas rurales acudía básicamente a la medicina tradicional para resolver sus problemas de salud. Esto lo observamos concretamente en la zona henequenera de Yucatán, donde se instalaron 43 unidades médicas, y ante la escasa concurrencia de la población indígena realizamos una investigación en 1975 para determinar las causas de su subutilización. Las conclusiones y sugerencias derivadas de dicho estudio permitieron adecuar el modelo de atención médica a fin de tomar en cuenta las características socioculturales y psicológicas de la población de esa zona.

La investigación sociomédica resulta, por lo tanto, de gran importancia para orientar la planeación, organización y funcionamiento de los servicios médicos en la medida que aquélla permite establecer un diagnóstico objetivo de la causalidad social del proceso salud-enfermedad según las condiciones materiales de trabajo y de vida de los diversos grupos sociales.

Insistimos aquí que la investigación sociomédica tiene que superar la visión reduccionista de la epidemiología tradicional que busca sobre todo relacionar empíricamente variables sociales con ciertas patologías. Se trata de que la investigación en el campo de la sociología médica rebase los planteamientos positivistas y analice, con base en un marco teórico materialista, las relaciones entre el proceso social determinado históricamente y las diversas expresiones del fenómeno salud-enfermedad. Sólo así podrá llegarse a una explicación más profunda de la problemática de salud que permita orientar políticas y estrategias de acción y organizar a los variados grupos sociales para enfrentar con mayor éxito las diversas enfermedades, así como promover el mejoramiento real de la salud de la población.

6. SALUD PUBLICA E IMPERIALISMO

Las políticas sanitarias de los países con mayor desarrollo capitalista se extienden a fines del siglo pasado y a principios del presente a los países africanos, asiáticos y latinoamericanos. Ello se debió tanto a la necesidad de facilitar el acceso a los colonizadores europeos y estadounidenses a las zonas de explotación de los países atrasados, a fin de organizar y dirigir los procesos productivos en las plantaciones y minas, como a la necesidad de mejorar las condiciones de salud de los trabajadores nativos. Esto, como se demostró más tarde, permitió incrementar la producción y, por lo tanto, el envío de mayores utilidades a los países centrales.

De esta forma, los descubrimientos en el campo de la medicina y los avances desarrollados en el ámbito de la salud pública se ponen al servicio de los intereses colonialistas y neocolonialistas para erradicar las epidemias y las enfermedades endémicas que diezmaban a la población autóctona y reducían su capacidad productiva. Así, en 1899 se organiza la Escuela de Medicina

Tropical de Londres y a principios de este siglo se crea la Comisión Sanitaria Rockefeller en los Estados Unidos.

Los centros de poder capitalista establecen, pues, medidas para facilitar la penetración imperialista a las economías atrasadas al eliminar o reducir aquellos problemas de salud pública que afectaban la producción o que impedían el acceso a aquellas zonas todavía no explotadas pero con amplios recursos naturales.

Puede decirse que el capitalismo utilizó —y lo sigue haciendo— los descubrimientos y avances de las ciencias de la salud para ayudar a subordinar aún más a las economías subdesarrolladas a fin de incrementar la acumulación capitalista en los países hegemónicos. Como señala justamente E. Richard Brown en su artículo "Salud Pública e imperialismo": "los programas de salud pública de la Fundación Rockefeller en los países extranjeros han tenido por objeto ayudar a los Estados Unidos a desarrollar y controlar los mercados y recursos de esas naciones. En China, como en todo el mundo, los filántropos de la organización Rockefeller llegaron pronto a la conclusión de que la medicina y los programas de salud pública resultaban, por sí solos, mucho más eficaces que los misioneros o los ejércitos para la promoción de los mismos fines. La Comisión Internacional de Salud de la Fundación Rockefeller organizó, financió y dirigió a principios de siglo importantes campañas contra la anquilostomiasis en China, las Filipinas, América Latina, las Antillas, Ceylán, Malasia, Egipto y otros países".

Los dueños de las transnacionales buscaban, pues, beneficios económicos con la implantación de medidas de salud pública en aquellas zonas de los países atrasados en las que tenían inversiones. Las campañas para erradicar las enfermedades endémicas y controlar las epidemias tenían como fin primordial elevar las ganancias de los capitalistas. Como señala Brown, "La Comisión Internacional de Salud de la Fundación Rockefeller identificaba la salud con la capacidad de trabajar, y medía los avances cualitativos en el terreno de la salud de acuerdo con los incrementos *cuantitativos* logrados en el terreno de la productividad".

Cuando los intereses del imperialismo se ven seriamente amenazados en los países subdesarrollados por el surgimiento de movimientos revolucionarios, el capitalismo pone a funcionar diversas medidas para presionar a los gobiernos que no se someten a las exigencias de las transnacionales y a las políticas de los países hegemónicos. Tal es el caso de Cuba y Nicaragua, que han sufrido el éxodo de miles de médicos alentados por los Estados Unidos para frenar los programas de salud y seguridad social en dichos países. Asimismo, el Fondo Monetario Internacional ha presionado a los países subdesarrollados para que recorten su presupuesto en el campo de la salud y la asistencia social, a fin de que no se demore el pago de la deuda externa que en el caso de América Latina rebasa los 350 mil millones de dólares.

Con respecto al primer punto, los Estados Unidos se han beneficiado del éxodo de médicos ya que "de los que se quedaron en calidad de residentes permanentes en ese país durante la década de 1960-1970, el 35 por ciento procedía de América Latina, lo que equivale a un ahorro anual, directo e indirecto, durante dicho período de aproximadamente cuatrocientos millones de dólares, cantidad superior a la 'ayuda' anual que en concepto de asistencia médica y hospitalaria dieron los

Estados Unidos a Latinoamérica en el mismo periodo, ayuda que se calcula en unos veinte millones de dólares" (Vicente Navarro, *La medicina bajo el capitalismo*, p. 41).

Con relación al segundo punto, el recorte del presupuesto de los gobiernos destinado al sector salud y bienestar social no ha impedido que la industria químico-farmacéutica y de equipo médico dominada por empresas transnacionales, continúe alentando el desarrollo del modelo biologista y de una práctica médica curativa y hospitalaria en detrimento de una medicina preventiva. La educación médica se orienta a reforzar dicha práctica tal como lo reconoció el director de la Facultad de Medicina de la UNAM durante la Cuarta reunión nacional de la Asociación Mexicana de Educación en Salud Pública: "en los países latinoamericanos en desarrollo no se ha logrado establecer —en los últimos 30 años— las acciones necesarias para obtener el perfil del medico general idóneo, debido en gran parte a que en los planes de estudio se ha inducido la formación de un médico interesado en la especialización, con un enfoque clínico-biologista y con poca preocupación por los determinantes sociales de las enfermedades y su prevención y por la promoción de la salud. En el contexto educativo, prevalece el enfoque curativo sobre el preventivo" (*Gaceta UNAM*, septiembre 29, 1988, p. 3).

La industria químico-farmacéutica transnacional que controla el 80 por ciento del mercado latinoamericano no tiene interés en que la salud de la población se mantenga o promueva a través de medidas de la llamada medicina preventiva. Su objetivo es seguir produciendo fármacos para apoyar la medicina curativa e individualista con el fin de obtener mayores ganancias. Millones de dólares salen anualmente de nuestros países subdesarrollados a los países en donde se encuentran las matrices de las empresas transnacionales. Junto con esta industria se encuentra la industria alimentaria, concretamente la de productos lácteos que a través de la publicidad busca sustituir la leche materna por productos que permitan incrementar las ganancias de las transnacionales sin importar la salud de nuestros pueblos subdesarrollados. Recordemos el juicio que se llevó a cabo a mediados de la década de los 70 contra la Nestlé en Suiza propiciado por diversas organizaciones que demostraron con datos empíricos que esa y otras compañías estaban matando niños en el tercer mundo al incrementarse la mortalidad infantil por el uso de la fórmula alentada por la publicidad en detrimento de la leche materna.

Al imperialismo le interesa la salud de nuestros pueblos atrasados siempre y cuando sirva para acrecentar las ganancias de las empresas transnacionales. Esta verdad la hemos ido aprendiendo poco a poco al constatar que las actividades de la inmensa mayoría de fundaciones y organizaciones filantrópicas que surgen en los países hegemónicos para ayudar a las naciones pobres son, en realidad, formas neocolonialistas para mantener las relaciones de dominación y explotación en que se sustenta el capitalismo.

7. ATENCION PRIMARIA DE LA SALUD

La Conferencia Internacional sobre la Atención Primaria de la Salud celebrada en Alma-Ata, URSS, en septiembre de 1978, organizada conjuntamente por la Organización Mundial de la Salud (OMS) y el Fondo de las Naciones Unidas para la Infancia (UNICEF), concluyó con la famosa Declaración de Alma-Ata en la que se reconoce quc la Atención Primaria de la Salud es la estrategia para lograr la meta: "Salud para todos en el año 2000". La Declaración pedía a todos los gobiernos "formular políticas, estrategias y planes de acción con objeto de iniciar y mantener la atención primaria de la salud como parte de un sistema nacional de salud completo y en coordinación con otros sectores".

En la Declaración de Alma-Ata se especifica que la Atención Primaria de la Salud comprende cuando menos, las siguientes actividades: 1. Educación sobre los principales problemas de salud y sobre los métodos de prevención y lucha correspondientes; 2. Promoción del suministro de alimentos y de una nutrición apropiada; 3. Abastecimiento adecuado de agua potable y saneamiento básico; 4. Asistencia materno-infantil, con inclusión de la planificación familiar; 5. Inmunización contra las principales enfermedades infecciosas; 6. Prevención y lucha contra las enfermedades endémicas locales; 7. Tratamiento apropiado de las enfermedades y traumatismos comunes y, 8. Suministro de medicamentos esenciales.

Para lograr que la Atención Primaria se convierta en una estrategia que permita mejorar el nivel de salud de la población, es necesario conocer aquellos factores que obstaculizan su implantación, instrumentación y puesta en práctica. Por un lado, se encuentran los factores estructurales que expresan la forma como nuestra sociedad se organiza para producir y reproducirse, de conformidad con las leyes de acumulación capitalista. Esta realidad limita o impide que las clases sociales explotadas tengan acceso a una nutrición adecuada y a una vivienda higiénica que cuente con los servicios básicos. Las altas tasas de desempleo y subempleo y la disminución de la capacidad adquisitiva dificultan, pues, la obtención de satisfactores para mejorar el nivel de salud de la población.

Por el otro lado, el predominio del modelo médico vigente cuyo enfoque biologista orienta una práctica individualista, curativa y hospitalaria, ha limitado "la posibilidad de llevar a la práctica la atención primaria de la salud, en los términos en que ha sido conceptualizada" reconoce el Doctor Guillermo Soberón, Secretario de Salud (1982-1988) en una Conferencia sustentada en la Asamblea de la Asociación Nacional de Facultades y Escuelas de Medicina en Guadalajara, Jalisco el 30 de agosto de 1985.

Dicho modelo médico ha recibido en años recientes importantes críticas —señala el citado funcionario— en virtud de lo siguiente: ofrece una cobertura parcial de la población; satisface las necesidades de salud en forma incompleta; los servicios ofrecidos son, básicamente, curativos y corresponden a una atención médico-hospitalaria, costosa y de impacto limitado sobre la salud de la población; las acciones preventivas que contempla son fundamentalmente las de atención personal, como las inmunizaciones, sin considerar otras dirigidas al medio ambiente, tales como el tratamiento del agua para consumo humano, la fluoración y yodatación de la sal, entre otras; las acciones no personales de salud, tales como la dotación de agua, mejoramiento de la vivienda y en general el saneamiento del medio, no han sido desarrolladas.

En las "Jornadas de Atención Primaria" organizadas por la Escuela Superior de Medicina del IPN, del 15 al 17 de junio de 1988, planteamos que la determinación de los elementos teóricos que deberían incluirse en la formación de recursos humanos para la atención primaria estaría en función del conocimiento de: 1. El contexto histórico-social en que se lleva a cabo la formación de tales recursos y de las acciones para promover la salud y combatir las enfermedades; 2. Las políticas de salud del estado mexicano, expresadas en la Ley General de Salud; 3. La problemática económica y sociocultural de las comunidades así como el tipo de participación comunitaria que pretenda generarse; 4. El perfil epidemiológico de la población, considerando grupos sociales y zonas y 5. El tipo de elementos científico-técnicos básicos que se requieren para resolver los problemas de salud más frecuentes.

Así, la incorporación en los planes de estudio de los aspectos sociales, epidemiológicos y clínicos que explican el surgimiento de las enfermedades, describan su distribución y frecuencia en los distintos ámbitos y sectores sociales del país y sirvan para orientar acciones concretas para resolver problemas de salud a nivel individual, familiar y comunitario, permitirán la formación apropiada de recursos humanos para la atención primaria de la salud.

En la mencionada reunión académica insistimos en que no basta que los proyectos académicos contemplen los elementos antes señalados; se requiere, como lo planteaba Marx, que el educador sea reeducado. El docente del área de la salud debe compenetrarse, por lo tanto, de la filosofía y objetivos de la atención primaria de la salud a fin de que dejen de lado sus concepciones orientadas a la medicina curativa y hospitalaria.

La lucha apenas comienza. Sin embargo, en varias facultades y escuelas de medicina, enfermería y odontología del país se ha iniciado un proceso de revisión de sus planes de estudio a fin de formar profesionistas vinculados a la problemática de salud y a la realidad socioeconómica de la población, para que participen en el mejoramiento de la salud individual y colectiva de manera consciente y comprometida con las clases sociales más desprotegidas del país.

8. ESTADO Y POLITICAS DE SALUD EN MEXICO (1982-1988)

El estado mexicano surgido de la revolución de 1910 ha plasmado en diversos documentos (Constitución, leyes) señalamientos jurídicos que sirven de marco para formular las políticas gubernamentales orientadas a lograr el bienestar de la población mexicana. Tales planteamientos legislativos buscan rescatar las justas demandas y aspiraciones de los distintos grupos sociales a fin de contribuir a la legitimación del estado, es decir, a que se le considere como el representante legal de los diferentes sectores e intereses sociales.

En cada sexenio el estado se manifiesta, entre otras formas, en las disposiciones jurídicas que surjen de la posición política e ideológica que tiene el gobernante en turno, las cuales sirven de guía para llevar a cabo las acciones gubernamentales en los distintos ámbitos de la vida social.

En el campo de la salud es manifiesta la preocupación de los distintos gobiernos por mejorar la salud de la población, componente esencial del bienestar. Se plantea en la Constitución Política que "Es de utilidad pública la Ley del Seguro Social, y ella comprenderá seguros de invalidez, de vejez, de vida, de cesación involuntaria del trabajo, de enfermedades y accidentes, de servicios de guardería y cualquier otro encaminado a la protección y bienestar de los trabajadores, campesinos, no asalariados y otros sectores sociales y sus familiares" (Artículo 123, fracción XXIX). Así, desde la Constitución de 1917 a la fecha la formulación de políticas de salud que beneficien a las mayorías nacionales ha ocupado un lugar central en los distintos regímenes políticos.

En el período reciente, concretamente durante el gobierno de Miguel de la Madrid (1982-1988), el énfasis en la medicina preventiva se manifestó como uno de los diez puntos prioritarios de su discurso de toma de posesión el primero de diciembre de 1982. Al año siguiente, el 3 de febrero de 1983, se publica en el Diario Oficial el Decreto por el que se adiciona un párrafo al artículo cuarto de la Constitución para elevar a rango constitucional el derecho a la protección de la salud. A partir de esa fecha se organizan foros para la planeación democrática de la salud. Una tesis central del presidente Miguel de la Madrid sirvió de marco al acto en el que se presentaron las conclusiones de dichos foros: "Una sociedad igualitaria exige que todos los mexicanos tengan acceso a los servicios de salud y asistencia social".

Los lineamientos básicos de la política social del gobierno se plantean en el capítulo 7 del Plan Nacional de Desarrollo (1983-1988), que surgió —supuestamente— de los resultados de los foros. En el rubro *Salud* se destaca: "el mejoramiento en el nivel de salud —aspecto fundamental del bienestar social— no se da necesariamente como resultado automático del crecimiento económico, sino que es preciso además, adoptar los medios que hagan gradualmente posible la prestación de este servicio a toda la población con los niveles de calidad deseados. En una sociedad que tiene como principio la justicia social y persigue ser más igualitaria, la protección de la salud es un derecho social" (p. 242). Más adelante se señala que "los desequilibrios en la distribución de la riqueza y de los servicios ha dado lugar a diferencias en los niveles de salud entre distintas regiones del país, situación que se agudiza por la dispersión demográfica en áreas rurales con altas tasas de natalidad y graves problemas de nutrición y patológicos" (p. 243).

En los *propósitos*, dentro del rubro *Salud* (Plan Nacional de Desarrollo) se persigue: tender hacia una cobertura nacional de los servicios de salud, garantizando un mínimo razonable de calidad para todos los habitantes del país; mejorar el nivel de salud de la población, particularmente de los sectores rurales y urbanos rezagados, y con más preocupación por los grupos más vulnerables; contribuir, con respeto íntegro a la voluntad de la pareja, a un crecimiento demográfico concordante con el desarrollo económico y social del país; promover la protección social que permita fomentar el bienestar de la población de escasos recursos especialmente a los menores, ancianos y minusválidos (pp. 244-245).

En el campo de la seguridad social, el Plan Nacional de Desarrollo plantea los siguientes propósitos: Promover acciones que permitan que la totalidad de la población, con una relación formal de trabajo, se incorpore al sistema de seguridad social; fomentar el mejoramiento sustancial de las condiciones de seguridad e higiene en el trabajo; ampliar la cobertura de los servicios para que se incorpore, con equidad, de manera paulatina a los trabajadores no asalariados a los beneficios de la seguridad social (p. 250).

En el ámbito de la alimentación, aspecto fundamental para la prevención de las enfermedades y el fomento de la salud, el gobierno de Miguel de la Madrid formuló el Programa Nacional de Alimentación (PRONAL) cuyos objetivos son: procurar la soberanía alimentaria y alcanzar condiciones de alimentación y nutrición que permitan el pleno desarrollo de las capacidades y potencialidades de cada mexicano.

El 7 de febrero de 1984 se publica en el Diario Oficial el Decreto de la Ley General de Salud para reglamentar el Artículo cuarto constitucional. Dicha ley entra en vigor el primero de julio de ese año. El derecho a la protección de la salud tiene las siguientes finalidades (artículo 2 de la Ley General de Salud).

I. El bienestar físico y mental del hombre, para contribuir al ejercicio pleno de sus capacidades;
II. La prolongación y el mejoramiento de la calidad de la vida humana.
III. La protección y el acrecentamiento de los valores que coadyuven a la creación, conservación y disfrute de condiciones de salud que contribuyan al desarrollo social.
IV. La extensión de actitudes solidarias y responsables de la población en la preservación, conservación, mejoramiento y restauración de la salud.

V. El disfrute de los servicios de salud y de asistencia social que satisfagan eficaz y oportunamente las necesidades de la población.

VI. El conocimiento para el adecuado aprovechamiento y utilización de los servicios de salud y,

VII. El desarrollo de la enseñanza y la investigación científica y tecnológica para la salud.

De acuerdo con la Ley General de Salud, el Sistema Nacional de Salud tiene los siguientes objetivos (Artículo sexto):

I. Proporcionar servicios de salud a toda la población y mejorar la calidad de los mismos, atendiendo a los problemas sanitarios prioritarios y a los factores que condicionen y causen daños a la salud, con especial interés en las acciones preventivas.

II. Contribuir al desarrollo demográfico armónico del país.

III. Colaborar al bienestar social de la población mediante servicios de asistencia social, principalmente a menores en estado de abandono, ancianos desamparados y minusválidos, para fomentar su bienestar y propiciar su incorporación a una vida equilibrada en lo económico y lo social.

IV. Dar impulso al desarrollo de la familia y de la comunidad, así como a la integración social y el crecimiento físico y mental de la niñez;

V. Apoyar el mejoramiento de las condiciones sanitarias del medio ambiente que propicien el desarrollo satisfactorio de la vida.

VI. Impulsar un sistema racional de administración y desarrollo de los recursos humanos para mejorar la salud.

VII. Coadyuvar a la modificación de los patrones culturales que determinen hábitos, costumbres y actitudes relacionados con la salud y con el uso de los servicios que se presten para su protección.

Inmediatamente después de haber entrado en vigor la Ley General de Salud el presidente de la República aprueba el Programa Sectorial de Mediano Plazo, denominado: Programa Nacional de Salud (1984-1988), "instrumento racionalizador y disciplinario del sector público federal, en el campo de la salud". "El Programa Nacional de Salud —dice el presidente Miguel de la Madrid— incorpora los objetivos y estrategias que en la materia establece el Plan Nacional de Desarrollo 1983-1988 y se orienta al cumplimiento de las finalidades del derecho a la protección de la salud" (*Boletín SSA*, año II, número extraordinario, agosto de 1984, p. 14).

"La nueva legislación en materia de salud, así como los nuevos instrumentos administrativos y técnicos, deberán permitir que nuestro país haga frente al compromiso contraído con la Organización Mundial de la Salud: 'salud para todos en el año 2000' " (*ibid*, p. 16), en la reunión mundial efectuada en Alma Ata, URSS, en 1978 (para mayor información sobre esta reunión, véase el capítulo ATENCION PRIMARIA DE LA SALUD).

Este deseo quedará sin duda sin cumplirse ya que, por un lado, la salud no se obtiene por decreto. Por el otro, la crisis que hoy enfrenta el país limita seriamente la aplicación de los ordenamientos jurídicos y conduce a un mayor deterioro de la salud de las clases trabajadoras.

Sólo aportaremos aquí un dato que revela cómo el capitalismo financiero internacional a través del Fondo Monetario Internacional ha obligado al gobierno de México a reducir sus gastos para los Programas de salud: "En el caso particular del gasto en salud México tiene en las cifras del Banco Interamericano de Desarrollo (BID) el poco honroso mérito de ser el país —de entre 25— que menos recursos destina a este rubro. En los primeros tres años de la actual administración (de Miguel de la Madrid) dedicó el 0.2 por ciento, 0.3 y 0.3 por ciento del Producto Interno Bruto, respectivamente. Fueron las cifras más bajas de toda América Latina, y muy por debajo de los porcentajes que recomiendan las organizaciones internacionales de salud" (Revista *Proceso*, núm. 567, 14 de septiembre de 1987, p. 24).

El año 2000 ya está muy cercano. Habrá que esperar.

9. INCONGRUENCIAS EN EL SECTOR SALUD

Durante la ceremonia del Día del Médico que presidió el jefe del Ejecutivo, el secretario de Salud sostuvo que en la actualidad sólo uno de cada cuatro médicos que egresan de las universidades se puede "acomodar" (*Excélsior*, 5 de noviembre de 1988, p. 4-A). Este reconocimiento de la existencia del problema del desempleo médico en las postrimerías del sexenio de Miguel de la Madrid contradice el planteamiento que hizo el mismo funcionario durante la Primera Reunión Nacional de Medicina Rural organizada por egresados de la Escuela Superior de Medicina del Instituto Politécnico Nacional el 19 de julio de 1986 en la ciudad de Querétaro. En esa ocasión el secretario de Salud señaló que "no hay médicos desempleados, ya que existe el ejercicio libre de la profesión y por otro lado, se ha convocado a estos profesionistas a que se empleen en el área rural y no acuden. Los números que se manejan sobre el particular son frívolos". Periódico *La Jornada*, 20 de julio de

1986 (como si también hubiera datos "sinceros" o "apasionados").

De acuerdo con las cifras del Frente Nacional de Médicos y Enfermeras Desempleados, existen en nuestro país más de 50 mil médicos que carecen de empleo dentro de su medio profesional. Esta realidad muestra una situación contradictoria ya que se ha denunciado a todos los niveles la falta de médicos así como de enfermeras en las distintas instituciones del sector Salud para satisfacer la creciente demanda de atención médica. Esto se debe particularmente a que la crisis ha obligado a muchos sectores de la población a recurrir cada vez más a las instituciones de seguridad social (cuando se es derechohabiente) y de asistencia social que atienden a la población abierta, debido a que no se pueden sufragar los gastos de la atención médica privada con los exiguos ingresos que percibe la población.

Con base en un informe de la Secretaría de Salud difundido por la prensa nacional el 21 de marzo de 1988, la demanda de servicios médicos al sector salud (IMSS, ISSSTE, SSA) se incrementó en el sexenio de 1982-88 en 50 por ciento y los recursos sólo aumentaron 9.6 por ciento (periódico *Unomásuno*, p. 3). En otro documento de la Dirección General de Enseñanza de dicha Secretaría, titulado *Escenarios en el financiamiento de la salud* difundido por la prensa nacional el 13 de junio de 1988 se indica que el gasto en salud bajó en 40.6 por ciento en el periodo a que se hace referencia (*Unomásuno*, p. 2).

Este hecho ha conducido a que no se contrate más personal médico y de enfermería o se congelen muchas plazas, lo que ha dado origen a una mayor explotación del personal de salud y, por consiguiente, una mayor deficiencia en la prestación de los servicios médicos en todos los niveles. Esta situación se refleja en que se incrementa el tiempo de espera para ser atendido por el médico. Asimismo, la falta de personal y la excesiva demanda de servicios por parte de la población provoca que no exista una adecuada relación entre el médico y el paciente, lo cual origina conflictos y una actitud negativa de los usuarios hacia las instituciones del sector salud. El médico se ve sujeto a diversas presiones ya que muchas veces no puede realizar un diagnóstico acertado ya sea por falta de recursos materiales o porque el tiempo dedicado a cada paciente es insuficiente. También falta material para hacer curaciones así como camas y equipo mínimo para efectuar intervenciones quirúrgicas. Al médico se le explota en aras de una mayor racionalización de los recursos. Se deja de lado que el mantenimiento de una parte de la burocracia que realiza actividades de poca o ninguna importancia para mejorar la atención médica, redunda en que no se pueda contratar más personal de salud.

Por otro lado, se observa que en nuestro país existe en las ciudades un médico por cada 500 habitantes mientras que en las zonas rurales hay un galeno para atender teóricamente a seis mil personas. La concentración de los profesionales de la medicina no es sino el reflejo de las contradicciones inherentes al modelo de desarrollo capitalista dependiente que ha conducido al surgimiento, a partir fundamentalmente de la década de los cuarenta, de procesos de industrialización, urbanización y de migración campo-ciudad desordenados, que responden sobre todo a la lógica de la acumulación capitalista. Todo ello ha dado lugar a la concentración de los servicios, entre ellos los médicos, en las zonas urbanas no obstante los intentos de descentralización que durante el sexenio 1982-88 se realizaron para evitar mayores problemas políticos-administrativos.

Con respecto a las incongruencias en la asignación de recursos a los distintos niveles de atención médica, la directora del Programa IMSS-COPLAMAR afirmó el 12 de agosto de 1987 en el foro sobre Educación, Salud y Desarrollo organizado por el Colegio de Economistas que "el equipo especializado de salud atiende únicamente al tres por ciento de los derechohabientes, pero absorbe el 70 por ciento de los recursos del sector, mientras que sólo se destina un seis por ciento a la medicina preventiva". En los programas de salud, dijo la directora de dicho programa, "definitivamente no estamos en el camino correcto, pues las enfermedades que requieren atención de primer nivel registran el 85 por ciento de incidencia, pero son los grandes hospitales los que se llevan el grueso del presupuesto de salud".

La situación que se planteó en el Plan Nacional de Desarrollo (1983-88), rubro Salud, en cuanto a la existencia de falta de coordinación y duplicidad de actividades entre las instituciones del sector Salud, no ha cambiado. Al respecto, el secretario de Salud, al inaugurar el ciclo de conferencias "Salud para todos: ¿utopía o realidad?" el 2 de agosto de 1988, reconoció que "todavía existen marcadas desigualdades en la disponibilidad y calidad de los servicios asistenciales y de saneamiento ambiental. Aún se observa irracionalidad y duplicidad inecesarias en la oferta de servicios médicos" (periódico *Excélsior*, 3 de agosto de 1988, p. 4-A).

Por otro lado, los estudiantes y egresados de medicina buscan en su mayoría cursar una especialización a fin de tener acceso a mejores oportunidades de desarrollo profesional y elevar sus percepciones económicas. Sin embargo, la patología predominante en nuestro país se sigue caracterizando por la presencia de enfermedades infecciosas y parasitarias que requieren para su diagnóstico y tratamiento de conocimientos generales de medicina. También los médicos se enfrentan a otra realidad innegable: El número de egresados de las 57 escuelas de medicina del país asciende anualmente a 12 mil médicos y sólo el 20 por ciento de los graduados tienen oportunidad de efectuar estudios de posgrado, de acuerdo con un documento titulado "El problema médico en México: aspectos concernientes a la formación de recursos humanos", elaborado por la Comisión Interinstitucional para la Formación de Recursos para la Salud difundido por la prensa nacional el 28 de julio de 1986 (periódico *Unomásuno*, pp. 1 y 8).

Estas incongruencias que se observan en el sector salud son el reflejo de las contradicciones en que se desenvuelve nuestra sociedad dominada por los intereses y valores propios del capitalismo. Para superar tales incongruencias es necesario tomar en cuenta nuestra realidad histórica para organizar a los diferentes grupos e instituciones a fin de construir un modelo de organización de servicios médicos que realmente considere la situación social, económica y cultural de los diversos sectores de la población y se dejen de lado los intereses particulares que desafortunadamente todavía existen en el sector Salud.

10. ¿MEJORAMIENTO REAL DE LA SALUD?

En la reunión evaluatoria de la Secretaría de Salud efectuada el 19 de octubre de 1988, el doctor Guillermo Soberón señaló frente al presidente de la República que las condiciones generales de salud en nuestro país mejoraron significativamente durante los últimos seis años. Según el secretario de Salud, las metas del Programa Nacional de Salud se alcanzaron en su mayoría. Ahora la esperanza de vida es de 69 años, la tasa de mortalidad general se redujo de 5.7 a 4.5 por mil habitantes; las enfermedades prevenibles se encuentran en franco descenso y la cobertura de servicios permanentes pasó de 81 por ciento en 1982, a cerca de 94 por ciento en 1988. La tasa de mortalidad infantil se redujo de 33 defunciones por cada mil nacidos vivos a 23 en ese mismo lapso.

Asimismo, en su informe se mencionó el incremento de la red hospitalaria que se amplió en un 12 por ciento con 760 nuevos centros de salud en el primer nivel de atención; la capacidad hospitalaria de segundo nivel aumentó en 22 por ciento con la incorporación de 44 hospitales con tres mil 400 camas y, por consecuencia, el número de médicos pasó de 4.9 en 1982 a 5.8 por cada diez mil habitantes en 1988 (periódico *El Nacional*, 20 de octubre de 1988, p. 2).

Como se habrá observado, de acuerdo con estas cifras y las conclusiones de la Secretaría de Salud, los mexicanos estamos más saludables ahora que hace seis años y, por lo tanto, la crisis no ha afectado la salud del pueblo.

Tal manera de ver la realidad a través de la manipulación de la información estadística tiene como fin mostrar los logros alcanzados por la Secretaría de Salud durante este sexenio. Sin embargo, un análisis objetivo de los datos expuestos nos permite demostrar sus limitaciones en cuanto que no se puede concluir, a partir de ellos, que las condiciones de salud de la población han mejorado sustancialmente.

1. Los datos presentados sólo muestran una situación promedio existente en el país con respecto a indicadores de morbimortalidad y de recursos para la atención de la enfermedad. Se deja de lado el hecho de que en nuestra sociedad existen clases sociales y el país se divide en regiones y zonas con diferente nivel de desarrollo socioeconómico, todo lo cual repercute de distinta forma en la salud de la población. Por lo tanto, aun cuando han disminuido las tasas de mortalidad general e infantil, su descenso ha sido más significativo en los grupos con mayor capacidad económica. En cambio, en las clases trabajadoras que conforman la mayoría de la población, dichas tasas no han mostrado un descenso tan notorio, tal como se expone en los datos a nivel nacional.

2. Debe quedar claro que la disminución de las tasas de morbimortalidad no significa que haya mejorado el nivel de salud de la población. Asimismo, el hecho de haberse elevado el número promedio de años de vida de los mexicanos, no permite concluir que se ha mejorado la calidad de la misma. Además, la esperanza de vida es mucho menor en las clases trabajadoras con respecto a la que tienen los grupos o clases económicamente fuertes.

3. El aumento de médicos y de camas hospitalarias por cada diez mil habitantes, no significa que la salud de la población mexicana haya mejorado. Se olvida que la medicina preventiva y las acciones de salud pública tienen un mayor impacto en la disminución de las enfermedades y en la promoción de la salud que las acciones de la medicina curativa.

4. Se sigue cometiendo el mismo error conceptual, avalado por la Organización Mundial de la Salud, de determinar el nivel de salud de la población con base en indicadores de morbimortalidad y de recursos para la atención de la enfermedad. Esta forma de proceder tiene un trasfondo político-ideológico ya que es más fácil impactar a la población presentando datos aparentemente objetivos y precisos sobre dichos indicadores que mostrar la situación real de salud que tiene un componente subjetivo y, además, depende de otras circunstancias socioeconómicas que escapan al campo de la medicina. Una sociedad que tenga menos enfermos y más recursos médico-sanitarios *no significa*, bajo ningún concepto, que sea una sociedad más sana.

5. En el análisis de la Secretaría de Salud se ignora que la crisis ha conducido a una mayor concentración de la riqueza en nuestro país tal como lo reconocieron

a principios de 1988 el entonces candidato presidencial del PRI y el Presidente de la República. Esta situación ha afectado a las clases trabajadoras que enfrentan serios problemas de alimentación y vivienda y tienen bajos niveles de escolaridad, como consecuencia de las altas tasas de desempleo y subempleo que privan en el país, así como a la pérdida de la capacidad adquisitiva de la moneda. El deterioro de las condiciones materiales de vida de la población trabajadora ha originado mayores problemas de salud, muchos de los cuales no se registran oficialmente (úlceras, gastritis, hipertensión, neurosis, problemas oftálmicos y auditivos en las grandes ciudades debido a la contaminación, estrés, etcétera).

6. Los planteamientos anteriores los expusimos en diciembre de 1983 en el Coloquio "Ciudad de México, Visión 2000", organizado por el Colegio de Sociólogos, la UNAM y el Departamento del Distrito Federal. En la polémica que sostuvimos con el entonces Director de Salud Pública del DDF, dicho funcionario concluyó que la salud de los habitantes —contrariamente a lo que habíamos expresado de conformidad con nuestro análisis sociohistórico— no se había deteriorado; todo lo contrario: se observaba un mejoramiento sensible en los últimos años. Para llegar a esta conclusión el director de Salud Pública se basó en el mismo tipo de información que se manejó en la reunión evaluatoria de la Secretaría de Salud el 19 de octubre de 1988: tasas de morbimortalidad y datos sobre recursos para la atención de la enfermedad.

7. Ignorar que la salud no se consigue sólo con reducir la morbimortalidad y aumentar la esperanza de vida sino fundamentalmente mejorando las condiciones materiales de vida de la población, es tratar de

distorsionar la realidad con un único afán: buscar llegar al cambio del régimen el primero de diciembre con las mejores cartas avaladas por estadísticas que no siempre muestran la verdadera realidad. Vale recordar aquí lo que decía un profesor de la Universidad Zacatecana: las estadísticas oficiales se parecen a la minifalda, ya que muestran algo del asunto pero no permiten descubrir lo esencial.

En el próximo capítulo se expondrá la polémica con el director de Salud Pública del Departamento del Distrito Federal.

11. IDEOLOGIA Y CONOCIMIENTO CIENTIFICO EN EL CAMPO DE LA SALUD

Cuando iniciamos la lectura de cualquier texto que trata sobre la ideología y la objetividad en ciencias sociales surgen diversas preguntas que aparentemente están ya contestadas y, por lo tanto, pocas personas se atreven a formularlas: ¿qué es el conocimiento objetivo?, ¿existe un conocimiento libre de valores?, ¿de qué manera la ideología está presente en el análisis de los problemas sociales?

Las cuestiones anteriores adquieren mayor importancia cuando escuchamos a menudo expresiones como: "poseo un conocimiento objetivo sobre tal problema"; "mi análisis es más objetivo que el tuyo"; "tus conclusiones no se apegan a la realidad o existen muchos elementos subjetivos en tus planteamientos".

El problema de la objetividad es mayor en las ciencias sociales en comparación con las ciencias naturales, ya que el conocimiento está determinado socialmente, es decir, existen intereses de grupos y de instituciones que influyen en el proceso de investigación, lo que da como resultado que las verdades tengan validez dentro de cierto contexto histórico-social.

De este modo, las posiciones político-ideológicas que el investigador asuma van a determinar lo que se entiende por conocimiento objetivo. Esto se debe a que la elección de los problemas a investigar, del marco teórico y de los conceptos que se utilizan o la forma como éstos se definen, así como el tipo de indicadores que se emplean para medir los fenómenos sociales expresan una concepción o punto de vista sobre la realidad social en el que están presente los intereses sociales de quienes defienden o representan determinadas posiciones de clase.

Por ello, las verdades que obtiene un investigador sobre determinado problema pueden considerarse por otra persona como un conocimiento poco objetivo si ésta última utiliza un marco teórico y conceptos distintos o definidos de diferente manera.

Hace algunos meses enfrentamos fuera de las aulas universitarias el problema de determinar qué conocimiento reconstruía en el pensamiento la realidad concreta en forma más objetiva. Analizar la objetividad en el ámbito universitario resulta relativamente fácil cuando se dispone de suficientes elementos teóricos para elaborar un discurso lo bastante consistente para que los alumnos consideren que el maestro tiene la razón. Sin embargo, los planteamientos académicos no permiten muchas veces comprender con toda claridad la presencia de la ideología en el análisis de los problemas sociales y la forma en que repercute en la construcción del conocimiento. Tampoco permite que nos percatemos fácilmente de las implicaciones políticas que puede tener para un representante de las instituciones del sistema aceptar un punto de vista diferente del que sustenta la organización e instrumentación de los planes y programas de acción de su dependencia.

Las ideas, representaciones y valores que se tienen acerca de la sociedad, derivadas de la posición de clase y de los intereses sociales que se defienden, determinan la manera como se aprehende la realidad y se construye el conocimiento, así como el significado de la objetividad. Por lo tanto, frente a una misma realidad (frente a la presencia de fenómenos sociales objetivos, es decir, que existen independientemente de nuestra conciencia o voluntad) existen concepciones diferentes de la sociedad que guían el análisis de los problemas y la formulación de las conclusiones, así como las acciones concretas que se emprendan para incidir sobre los mismos. En el ciclo de conferencias Coloquio "Ciudad de México, Visión 2000" efectuado del 7 al 9 de diciembre de 1983, tuve la oportunidad de enfrentarme al problema de la objetividad y sus implicaciones políticas. El tema que exponía era "La problemática de la salud pública en la ciudad de México y sus perspectivas". Como comentarista se encontraba el director general de salud pública del Departamento del Distrito Federal. En nuestra ponencia analizamos la salud-enfermedad como un proceso social, enmarcándolo dentro del contexto del desarrollo del capitalismo dependiente; asimismo, demostramos que las condiciones de trabajo y de vida determinadas por las relaciones sociales imperantes (relaciones capitalistas) configuran las características del cuadro epidemiológico, su frecuencia y gravedad, así como la esperanza de vida de los grupos sociales. Una vez que terminamos de analizar la problemática de salud desde una perspectiva histórica-social, concluimos que *la salud de la población que vive en la ciudad de México se había deteriorado profundamente en los últimos años.*

Tal afirmación fue refutada por el director de salud pública, quien señaló al inicio de su comentario que plantearía la otra cara de la moneda, es decir, el otro punto de vista sobre el problema. Una vez que realizó su análisis con base en las estadísticas de morbimortalidad, que mostraban un descenso de los fenómenos de enfermedad y muerte entre la población citadina, concluía que *la salud de los habitantes no se había deteriorado; todo lo contrario: se observaba un mejoramiento sensible en los últimos años.*

A lo anterior respondimos, primero, que los indicadores de morbimortalidad se refieren a fenómenos contrarios a la salud; segundo, la población está compuesta por clases sociales, siendo la clase trabajadora, que constituye la mayoría de la población, la que ha resentido con más fuerza la crisis económica lo que se expresa en mayores enfermedades y accidentes y tasas más elevadas de mortalidad; tercero, existen diversos tipos de padecimientos que conforman la patología urbana (estrés, neurosis, hipertensión, úlceras, gastritis) que en su mayoría no se registran debido a las dificultades que tiene la población trabajadora para acudir a los servicios médico institucionales o porque se automedicamenta, o considera, de acuerdo con su concepción de salud-enfermedad, que tales padecimientos no requieren atención médica profesional.

Asimismo, señalamos la necesidad de definir el concepto de salud para determinar si la salud de la población de la ciudad de México había mejorado o, por el contrario, mostraba un deterioro. Si se concibe la salud como la capacidad del hombre para desempeñar actividades productivas o efectuar las tareas cotidianas que cada persona tiene asignadas, lo que en última instancia conduce a reproducir las relaciones sociales dominantes, la salud habría mejorado ya que los servicios médicos institucionales (IMSS, ISSSTE, SSA) mantienen sana la fuerza de trabajo para que sea explotada por el capital. De esta forma se controlan las enfermedades, se disminuye la tasa de mortalidad, y se eleva la esperanza de vida (tomando en cuenta a la población en general).

Sin embargo, si la salud se define como la capacidad que puede tener el individuo para desarrollar sus potencialidades intelectuales, físicas, artísticas y espirituales a fin de lograr un mejoramiento en todos los órdenes de la vida para tratar de construir un hombre nuevo, entonces la salud se habría deteriorado. Esta conclusión se hacía con base en el hecho de que la población trabajadora carece del tiempo y de los medios necesarios para dedicarlos al desarrollo de las distintas esferas de su vida. El tiempo libre lo dedica a reproducir o mantener su fuerza de trabajo para que el capital la consuma en los próximos días, meses y años, a cambio de lo cual el trabajador recibe un salario.

La utilización de marcos teóricos distintos condujo, pues, a análisis diferentes del proceso salud-enfermedad y, consecuentemente, a conclusiones distintas.

12. ¿QUIEN SOSTIENE A LA SEGURIDAD SOCIAL?

Esta pregunta se la hizo un reportero del periódico *Excelsior* al subdirector médico del IMSS en una entrevista que apareció en este diario el 31 de diciembre de 1987 (p. 20).

La respuesta que dio el citado directivo, y que coincide con la que ofrecen aquellos funcionarios que tratan de explicar la forma como se paga la seguridad social, fue la siguiente: "la sostiene el obrero, el empleado, el trabajador y los patrones; ellos son los que dan tributo al Instituto Mexicano del Seguro Social (IMSS). El empresario también contribuye, así como la voluntad política del gobierno que paga la parte que le corresponde y armoniza el que las otras dos partes cumplan su cometido". Lo que quiso decir el subdirector médico en esta respuesta poco clara y precisa es que la seguridad social la sostiene la clase trabajadora, la clase capitalista y el estado. De esta manera se ofrece una visión equilibrada, armónica, en la medida que se da una repartición tripartita de los gastos que involucra la seguridad social.

Así las cosas, sólo estaríamos observando lo externo del fenómeno. Recuperaríamos las apariencias y no la verdadera realidad. Si se analiza desde otra perspectiva el pago de la seguridad social, podemos llegar a una conclusión totalmente diferente de la que da el subdirector médico del IMSS.

En un sistema capitalista como el que priva en México, la clase trabajadora, que es la que produce la riqueza social, genera la plusvalía (trabajo no retribuido al obrero), misma que se apropia el dueño de los medios de producción. El trabajador paga la cuota que le corresponde para sostener el sistema de seguridad social que se ofrece a través del IMSS mediante descuentos quincenales o mensuales que se hacen de su salario. Los obreros que perciben el salario mínimo no pagan por ley esta cuota pero la absorben sus compañeros de clase. El empresario cubre la cuota que le corresponde de las ganancias que obtiene al explotar al trabajador y el gobierno pone su parte de los recursos que capta a través de los impuestos directos e indirectos que paga la población, sobre todo la que pertenece a la clase trabajadora. Como es sabido, la clase capitalista es la que se apropia de la mayor parte de la riqueza social pagando proporcionalmente menos impuestos que el resto de las demás clases sociales. La clase trabajadora que representa la mayoría de la población absorbe una parte cada vez menor de la riqueza (en los últimos diez años disminuyó su participación en el ingreso nacional pasando del 43 por ciento al 33 por ciento); sin embargo, paga de distintas formas mayores impuestos directos e indirectos y, sobre todo, paga las consecuencias de una política económica que ha elevado la deuda externa y la inflación y ha conducido a reducir, por lo tanto, los programas sociales y a disminuir el poder adquisitivo de la población trabajadora.

En conclusión, la seguridad social que se otorga a través del IMSS la paga la clase proletaria.

Por último, habría que preguntar al subdirector médico del IMSS por qué los desempleados y subempleados que carecen de una relación laboral estable no tienen acceso a la seguridad social. Esta misma situación la viven millones de asalariados campesinos que por sus condiciones de trabajo no están sujetos a una relación laboral que les permita el acceso a la seguridad social. Asimismo, los pocos grupos de campesinos que tienen derecho a las prestaciones de la seguridad social (cañeros, henequeneros, tabacaleros y otros) se incorporan al sistema a través del régimen modificado del seguro social, lo que implica que no tengan acceso a todas las prestaciones económicas.

La respuesta a esta pregunta debe tomar en cuenta las características del sistema social capitalista imperante en nuestro país. La seguridad social dentro de este sistema, concretamente en el caso de México, ampara a través del IMSS a aquella fuerza de trabajo que resulta fundamental para el sostenimiento del aparato productivo; la seguridad social cubre, a través del ISSSTE, a aquellos sectores que forman parte de las llamadas clases medias y que resultan clave para el mantenimiento de los aparatos del estado. Se incluiría aquí a la burocracia oficial, entre otros grupos. Las prestaciones de la seguridad social también se extienden a aquellos sectores (Ejército y Armada) que sirven para la defensa de las "instituciones surgidas de nuestra Revolución".

Está muy lejos de lograrse el propósito expresado en el artículo 2 de la Ley del Seguro Social: "La seguridad social tiene por finalidad garantizar el derecho humano a la salud, la asistencia médica, la protección de los medios de subsistencia y los servicios sociales necesarios para el bienestar individual y colectivo".

Lo anterior no significa que no reconozcamos la importancia de los sistemas de seguridad social en el mejoramiento de la salud y el bienestar colectivos. Pretendemos hacer sólo algunas puntualizaciones que permitan mostrar la diferencia entre el discurso oficial y la realidad tal cual es.

13. SALINAS Y LA SALUD DEL PUEBLO

Como sucedió hace seis años, el actual candidato del PRI a la presidencia de la República ha podido conocer ampliamente las deficiencias en la organización y funcionamiento del Sector Salud. Así, en la Reunión sobre Salud y Bienestar organizada por el Centro de Estudios Políticos, Económicos y Sociales del PRI-DF, el 29 de marzo de 1988 en la que estuvo presente Carlos Salinas de Gortari, se puso de manifiesto la "sensibilidad" del candidato para escuchar las quejas de derechohabientes del ISSSTE y del IMSS, quienes relataron al candidato sus amargas experiencias por los malos servicios que dichas instituciones les prestaron, como también denunciaron el mal trato que reciben de los médicos y enfermeras (periódico *Excélsior*, 30 de marzo de 1988, p. 10-A).

Salinas de Gortari señaló en su intervención que "es de suma importancia tratar con sinceridad los problemas, deficiencias e ineficiencias de los servicios médicos que reciben los capitalinos y los mexicanos en general, pero que definitivamente se han logrado grandes avances en beneficio de nueve de cada diez mexicanos. Debemos también reconocer con objetividad insuficiencias, deméritos, demandas populares, porque de otra manera correríamos el riesgo de que la satisfacción de los porcentajes ocultara la irritación por la calidad de los servicios prestados" (*Ibid.*)

El candidato del PRI señaló "como un punto esencial el que la salud del pueblo mexicano requiere de la activa participación de la comunidad, o sea, sectores productivos, organizaciones sociales, grupos de trabajadores, colonias, la comunidad científica, las instituciones de educación superior para alcanzar la meta de que en México no quede un solo ciudadano sin protección a su salud y su bienestar" (*Ibid.*).

Consecuente con estos planteamientos, Salinas de Gortari "se pronunció por una profunda reorganización de los servicios médico-asistenciales del sector público para que todos los mexicanos tengan acceso a ellos" (*Ibid.*).

Los señalamientos anteriores muestran la importancia que para el candidato oficial tiene la salud del pueblo mexicano en su campaña electoral. Junto con la alimentación, la vivienda y la educación, la salud constituye uno de los puntos que tradicionalmente recibe mayor atención por parte de los candidatos del PRI a la presidencia de la República. Sin embargo, la buena voluntad de Salinas de Gortari puesta de manifiesto en su discurso, no es suficiente para garantizar el cumplimiento de uno de los objetivos básicos del Derecho a la Protección de la Salud (Art. 2o. de la Ley General de Salud): "El disfrute de servicios de salud y de asistencia social que satisfagan eficaz y oportunamente las necesidades de la población".

Para lograr que toda la población goce de servicios médicos (estoy en contra de que se denominen "servicios de salud") de la mejor calidad y en forma oportuna habría que tener en cuenta varias situaciones económicas, sociales, políticas y académicas.

1. En el capítulo titulado "Atención médica clasista" planteamos que tanto el acceso como la calidad y la oportunidad con que se reciben los servicios médicos depende de la posición de clase de los individuos. Sin duda, tendrán mayores facilidades de contar con una atención médica oportuna y de mejor calidad aquellos grupos sociales que se han aprovechado de la crisis que vive el país. Los sectores medios y las clases trabajadoras encontrarán mayores dificultades para acudir a servicios médicos considerados de excelente calidad.

2. La crisis económica repercute también en el presupuesto público destinado a las instituciones que proporcionan atención médica. Las exigencias del Fondo Monetario Internacional de reducir el gasto público se dejan sentir en el Sector Salud, ya que ha descendido en términos reales —considerando tanto la inflación y devaluación de la moneda como el hecho de que un mayor número de personas busca, por la crisis, atenderse en el IMSS, el ISSSTE o la SSA— el presupuesto destinado a estas instituciones. Por ejemplo, en 1980 el gasto ejercido por las dependencias del Sector Salud fue de 3.8 por ciento del Producto Interno Bruto. En 1986 se redujo a 2.4 por ciento.

3. El perfil epidemiológico de la población mexicana muestra todavía una fuerte presencia de enfermendades infecciosas y parasitarias. Para reducir la mortalidad por

estas causas se tendría que proporcionar empleo e ingresos suficientes a toda la población a fin de que se tuviera acceso a mejores condiciones de alimentación, de una vivienda higiénica y con los servicios básicos y elevar su nivel de escolaridad.

4. Como es de todos conocido, existen pugnas políticas por el control del llamado sector Salud. A pesar de que la SSA es por ley la institución que se encuentra a la cabeza del Sector, esto en la práctica dista mucho de ser cierto ya que las instituciones que tienen mayores recursos —IMSS e ISSSTE— son las que poseen mayor capacidad de influir en las políticas de salud. El mismo gobierno federal ha reconocido la falta de coordinación efectiva entre las diversas instituciones del Sector Salud (Plan Nacional de Desarrollo, 1983-1988, p. 243).

5. Existe una falta de participación comunitaria en la planeación, organización y puesta en práctica de los programas de atención médica debido, por un lado, a las estructuras autoritarias que privan en las instituciones y que permiten la verticalidad en la toma de decisiones; por el otro, es manifiesta la falta de confianza de amplios sectores de la población en las instancias oficiales.

6. Los planes y programas de estudio de medicina y enfermería reproducen el enfoque biologista que predomina en la atención médica. Se deja de lado en la mayoría de los proyectos académicos los aspectos sociales que generan las enfermedades y accidentes y que están presentes también en la concepción de la salud-enfermedad y en la práctica médica.

El reto que enfrentará el próximo presidente de la República en el ámbito de la salud será, sin duda, enorme. No bastan por ello los simples discursos. Es necesario que el compromiso que se asuma con las clases desprotegidas, y que representan a la mayoría de la población, se finque, por un lado, en el conocimiento objetivo y preciso de la problemática de salud de la población; por el otro, es necesario impulsar acciones para que a través de una verdadera organización comunitaria se puedan enfrentar las causas verdaderas que originan más del 60 por ciento de las enfermedades y que representan la llamada patología de la pobreza.

14. FORO: SALUD, ASISTENCIA Y SEGURIDAD SOCIAL

El 14 de febrero de 1989 se publicó en la prensa nacional la convocatoria del Sistema Nacional de Salud (SSA, IMSS, ISSSTE y DIF) para que se realice el Foro de Consulta Popular sobre Salud, Asistencia y Seguridad Social en todo el país con el fin de obtener elementos para "integrar las bases que formarán parte del Plan Nacional de Desarrollo 1989-1994". De acuerdo con dicha convocatoria, las reuniones del foro se llevarían a cabo del 16 de febrero al 24 de marzo del año mencionado.

Lo anterior muestra la importancia que tienen para cualquier régimen político las cuestiones relacionadas con la salud y el bienestar de la población. Sin embargo, saltan a la vista serias omisiones en esa convocatoria ya que se deja de lado que hace seis años el entonces presidente Miguel de la Madrid organizó también, a través de la Secretaría de Salubridad y Asistencia, foros para la planeación democrática de la salud para recabar información y opiniones sobre esta cuestión.

El documento sobre salud y seguridad social que se incluyó en el Plan Nacional de Desarrollo 1983-1988 no rescata diversos planteamientos que expresamos en esos foros varios estudiosos de la situación de salud del país. Sin embargo, es necesario que se incluya dentro del temario de la convocatoria actual un análisis de los logros, fallas y omisiones planteadas sobre salud, asistencia y seguridad social, de conformidad con lo expuesto en el Plan Nacional de Desarrollo 1983-1988.

Esto permitirá evaluar los avances conseguidos y precisar los errores cometidos a fin de tomarlos en cuenta en el plan que se elabore para el presente sexenio. De lo contrario se seguirá actuando en forma caótica, improvisada, al desconocerse lo que se ha hecho en el sector salud o ignorar las incongruencias entre las políticas de salud expuestas en el papel y lo que la realidad permitió hacer.

Otra cuestión que se omitió en la convocatoria y que seguramente se manifestará en las reuniones del foro por quienes no temen el análisis objetivo, profundo, de la problemática de salud es la vinculación de ésta con la crisis socioeconómica que enfrenta el país y que condiciona la problemática de salud de la población y la forma cómo se organizan las instituciones que atienden la enfermedad, etcétera. Hubiera sido conveniente tener claramente expuesto como marco de referencia la crisis económica y social que vivimos a fin de centrar mejor el análisis de temas que se incluyen en la convocatoria, como Salud y seguridad de los trabajadores, fomento a la salud, protección y desarrollo de la familia, promoción del desarrollo comunitario, salud: medio y fin del desarrollo y principales problemas de salud en el país, entre otros.

Otro asunto que se deja de lado y que tiene que ver con temas de la convocatoria como calidad y calidez en la prestación de servicios de salud es, sin duda, la formación profesional del equipo de salud y las condiciones sociales e institucionales en que se lleva a cabo la práctica médica la cual continúa apoyándose en un enfoque biologista y reforzando la práctica individualista, curativa y hospitalaria.

Otro tema que debió haberse incluido en la convocatoria es La Atención Primaria de la Salud, elemento consustancial de la Declaración de la Organización Mundial de la Salud en la reunión internacional efectuada en Alma Ata, URSS, en septiembre de 1978: "Salud para todos en el año 2000".

También se ignoró otra cuestión fundamental como es la referente al análisis de las condiciones de trabajo del equipo de salud, lo cual repercute directamente en la prestación de los servicios que ofrecen las instituciones del llamado sector Salud.

La convocatoria muestra una dirección vertical en la organización del foro de consulta popular ya que los temas se imponen sin dejar lugar para la presentación de otros que sean de interés para las diversas organizaciones sociales y políticas, los estudiosos de estas cuestiones, y la población en general.

El plazo previsto para la realización de las reuniones del foro es muy corto (del 16 de febrero al 24 de marzo) para lograr, por un lado, la participación más amplia y organizada de los diversos sectores e instituciones de nuestra sociedad y, por el otro, para presentar análisis científicos que permitan ofrecer elementos más objetivos para la planeación en salud. En este tipo de foros se presenta gran cantidad de información, de opiniones, de propuestas, quejas, etcétera, mismas que tendrían que someterse a un análisis riguroso por un equipo de especialistas que incluya tanto a investigadores del sector salud como otros que trabajan en instituciones académicas y en diversas organizaciones sociales que están interesados en la búsqueda de soluciones a la problemática de salud, asistencia y seguridad social.

El documento que sintetice la información recopilada en las diversas reuniones del foro debe elaborarse con el mayor rigor científico, destacando como marco del análisis la situación de crisis que vive el país para evitar proponer medidas que sólo sean congruentes en el discurso pero que las rebote la realidad compleja en que se desenvuelve el proceso salud-enfermedad y los diversos aspectos relacionados con él. Los planteamientos individualistas o exigencias de grupos minoritarios deben excluirse y prevalecer el análisis científico con una visión social tanto en el diagnóstico como en la formulación de políticas y estrategias de acción.

Asimismo, debe preverse la revisión periódica de los programas del sector salud que surjan del foro de consulta popular. En esa revisión deberían participar tanto funcionarios de las diversas instituciones del área como especialistas ajenos a ellas y representantes de diversas organizaciones sociales. Esto permitirá revisar y criticar las acciones de los directivos que en ocasiones responden a intereses de grupo o sólo ocupan un puesto por recomendación y no por contar con los méritos suficientes. La burocracia tiene que subordinarse al interés colectivo a fin de que la población participe realmente en la organización de los programas sobre cuestiones que le afecten directamente. Sólo así podrá empezarse a hablar de una planeación democrática de la salud.

15. PLAN NACIONAL DE DESARROLLO 1989-1994

Salud, asistencia y seguridad social

Tal como lo expresamos en el capítulo anterior, el cual fue publicado como artículo en el periódico *Excélsior* el 23 de febrero de 1989 (sección metropolitana), en el Plan Nacional de Desarrollo 1989-1994, se ignoró el análisis de los logros, fallas y omisiones sobre salud, asistencia y seguridad social que se tuvieron en el sexenio de Miguel de la Madrid, de conformidad con los lineamientos expuestos en el Plan Nacional de Desarrollo de ese periodo (1983-1988).

Asimismo, en el Plan Nacional de Desarrollo 1989-1994 se observan una serie de incongruencias, omisiones y planteamientos fuera de la realidad.

Se inicia el texto con la definición casi textual que la Organización Mundial de la Salud elaboró sobre el concepto *Salud*, sin que se ponga la referencia bibliográfica respectiva: "la salud no es sólo la ausencia de enfermedad sino un estado de completo bienestar físico y mental" (p. 42). Tal definición ha sido ampliamente criticada porque nos remite a conceptos igual o más abstractos que el de salud, como lo son el bienestar físico y el bienestar mental; también ha sido cuestionada dicha definición porque concibe a la salud como un estado cuando en realidad es un proceso. Tal definición es ahistórica, es decir, no toma en cuenta la realidad histórica de nuestros países capitalistas dependientes en los que se tiene una concepción sobre salud y bienestar distinta de aquella que prevalece en los países desarrollados.

"La salud —se señala en el Plan Nacional de Desarrollo 1989-1994— descansa en la esfera de prácticamente todas las interacciones económicas, sociales y culturales" (p. 42). De acuerdo con esto se estaría aparentemente reconociendo la importancia de las relaciones entre *lo social* y la salud. Sin embargo, se ignora la necesidad de realizar investigación sociomédica ya que en el documento se enfatiza en otro tipo de investigación: "De gran importancia será impulsar la investigación *biomédica* y el desarrollo tecnológico para aprovechar sus logros en beneficio de la salud" (p. 44, subrayado nuestro), con lo cual se refuerza el modelo biologista que induce a una práctica médica individualista y hospitalaria.

En el documento (p. 43) se plantea el *ideal* de la seguridad social, otorgándose a todos los trabajadores las mismas oportunidades de acceso a dicho sistema, cuando la realidad concreta muestra la existencia de profundas contradicciones sociales: "La seguridad social —se señala en el Plan Nacional de Desarrollo 1989-1994— atiende el bienestar del trabajador y de su familia en sus necesidades de salud, educación, vivienda, cultura y recreación; protege el poder adquisitivo de su salario y otorga apoyos financieros; y garantiza la protección en casos de accidente, jubilación, cesantía y muerte". En nuestro país, el sistema de seguridad social cubre a menos de la mitad de la población ya que, al estar enmarcado en el sistema capitalista, sólo tienen acceso a las prestaciones de dicho sistema aquellos trabajadores que tienen una relación laboral formal con un patrón o que, por razones políticas, les son otorgadas algunas prestaciones de la seguridad social. Esta no ha podido, pues, atenuar las contradicciones sociales que se han acentuado por la crisis que enfrenta nuestro país.

También en el Plan Nacional de Desarrollo 1989-1994 se destacan los "logros" alcanzados en el campo de la salud: "En los últimos años, no obstante las severas restricciones de recursos que ha enfrentado el país, se han conseguido avances en materia de salud; los principales indicadores muestran un mejoramiento de las condiciones generales de bienestar del país" (p. 43). Esta afirmación seguramente se basa en las estadísticas que presentó la Secretaría de Salud al presidente de la República en octubre de 1988. En un artículo que publicamos en el periódico *Excélsior* (3 de noviembre de 1988, sección metropolitana), analizamos las estadísticas y su uso político para distorsionar la realidad y conseguir objetivos de carácter personalista (véase el capítulo: "¿Mejoramiento real de la Salud?").

En el texto del PND se insiste en que: "La mayoría de los mexicanos tiene acceso a establecimientos permanentes de servicios de salud" (p. 43). Sin embargo, no basta que la población tenga posibilidades de acudir a los servicios médicos públicos. En la práctica se observa una gran brecha entre la cobertura potencial y el acceso real a dichos servicios. No debe olvidarse tampoco un fenómeno que ha sido constantemente denunciado en diversos medios: la baja calidad de la atención médica. Existe también un uso incorrecto del concepto "servicios de salud", ya que en realidad son servicios para atender la enfermedad. Dicho concepto encierra, pues, un elemento ideológico que favorece ciertos fines políticos: encubrir la realidad.

Al igual que en el Plan Nacional de Desarrollo de Miguel de la Madrid, en el propuesto por Salinas de Gortari (1989-1994) se plantean objetivos inalcanzables: "El objetivo más amplio de la política de salud, asistencia y seguridad social persigue impulsar la protección a todos los mexicanos, brindando servicios y prestaciones oportunas, eficaces, equitativos y humanitarios; que coadyuven efectivamente al mejoramiento de sus condiciones de bienestar social" (p. 43). La crisis que vivimos y que repercute negativamente en la salud de la población se ignora en el planteamiento anterior así como la existencia de clases sociales que tienen diferentes condiciones materiales de vida.

En el Plan actual (1989-1994) se subraya la tendencia eficientista de los procesos administrativos como la solución al problema de la baja calidad de la atención médica: "La efectividad y eficiencia de las acciones médicas serán mejoradas a través de educación médica continua, el establecimiento de comités para la promoción de la calidad asistencial, y la permanente evaluación de la operación del sistema de atención al público usuario" (p. 43). Más adelante se insiste en que: "Se buscará impulsar la más alta eficiencia en la presentación de servicios médicos, principalmente en las unidades ambulatorias, clínicas y hospitalarias, buscando el más alto aprovechamiento de los recursos disponibles, tanto de infraestructura como de personal y administrativos (p. 44).

Este planteamiento eficientista deja de lado la explotación de que es objeto el personal de las unidades médicas, ya que se busca "hacer más con menos recursos".

En el Plan (1989-1994) sólo en una ocasión se hace referencia al "concurso de las comunidades" para el mejoramiento de las condiciones de bienestar social. Se pasa por alto que la meta de la Organización Mundial de la Salud propuesta en Alma Ata, URSS, en 1978: "Salud para todos en el año 2000" se basa en la estrategia adoptada: atención primaria de la salud, en la que la participación de la comunidad es decisiva para mejorar las condiciones de salud de la población. La verticalidad tanto en la formulación del Plan como en las propuestas para su puesta en marcha es evidente.

Los discursos no bastan para mejorar el nivel de salud de la población. Se requieren cambios profundos en la estructura socioeconómica de nuestro país y en las instituciones prestadoras de servicios médicos conjuntamente con una mayor participación de los distintos sectores de la sociedad para lograr un mejoramiento real en la salud de la población.

16. CRISIS Y DESNUTRICION

Cuando una sociedad permanece muda ante una realidad como es el hambre y la desnutrición que enfrentan millones de nuestros compatriotas, es un signo de que nos encontramos viviendo en una sociedad enferma.

La desnutrición no puede ser vista como un objeto de estudio aislado del acontecer social en que se presenta. Tampoco pueden elaborarse programas de gobierno y campañas contra dicho problema sin tomar en cuenta la realidad económica, social y política que vive la población afectada por la desnutrición.

Actualmente, más de la mitad de la población mexicana sufre ese flagelo y miles de personas, sobre tod(niños, mueren debido a la desnutrición. Al respecto, la titular de la Dirección General de Salud Materno-infantil de la Secretaría de Salud señaló que cada 24 horas mueren en el país 217 menores de 5 años por padecimientos prevenibles (periódico *Excélsior*, 1o. de junio de 1989, p. 41-A), los cuales se encuentran asociados a un deficiente estado de nutrición. Según esta cifra oficial, al año mueren más de 79 mil niños menores de 5 años por enfermedades relacionadas directamente con la pobreza.

La Confederación Nacional Campesina (CNC), no obstante su labor mediatizadora entre los campesinos, señaló en un documento entregado al presidente electo Carlos Salinas de Gortari, que "se ha detectado un gran déficit de consumo de calorías y proteínas en 68 por ciento de los campesinos, y de los dos millones de niños que nacen anualmente, cien mil mueren antes de los cinco años y un millón sobrevive con defectos físicos o mentales debido a insuficiencia alimenticia" (*Excélsior*, 30 de noviembre de 1988, p. 14-A). La desnutrición, por otro lado, crea un campo propicio para que se generen o acentúen diversas enfermedades infecciosas y parasitarias, ocasionando una reducción en la esperanza de vida y en el nivel de vida en general.

Debemos dejar claramente señalado que la desnutrición la padecen las clases trabajadoras que son las que, paradójicamente, crean la riqueza social. Existe una elevada concentración de la riqueza nacional tal como lo reconocieron a principios de este año el entonces presidente Miguel de la Madrid y el actual jefe del Ejecutivo, Carlos Salinas de Gortari, ya que sólo el 5 por ciento de las familias acapara alrededor del 50 por ciento del ingreso nacional.

Esta situación es producto del modelo de desarrollo capitalista dependiente que priva en México, impuesto por los intereses de la burguesía internacional y de la burguesía nacional. Dicha realidad determina la escasa participación de las clases trabajadoras en la distribución del ingreso nacional. También los sectores medios de la población se han visto seriamente afectados por la crisis, lo cual ha repercutido en la disminución de su nivel de vida.

Sin duda, la manera como se percibe el fenómeno de la crisis y las posibilidades reales para enfrentarla difieren de una clase social a otra. La crisis no ha impedido el enriquecimiento de la clase capitalista y de la llamada clase política, mientras que para las clases trabajadoras ha significado un deterioro cada vez más grande de su nivel de vida. El cinismo de algunos dirigentes empresariales también se ha manifestado como una respuesta a las demandas obreras. Tal es el caso del presidente del Consejo Coordinador Empresarial que declaró a principios de noviembre de 1988 que los trabajadores podían vivir sin apuros con ocho mil pesos diarios.

Por todo lo anterior puede decirse que la crisis que hoy enfrenta el país no la padecen de igual forma todos los mexicanos. Sus efectos los sufren principalmente las clases trabajadoras. Miles de obreros han perdido su empleo y muchos se encuentran ocupados en actividades marginales. Al respecto, el presidente de la Comisión de Finanzas del Congreso del Trabajo señaló que "el desempleo del país alcanzó en el sexenio 1982-1988 el 31.7 de la población económicamente activa" (*Excélsior*, 30 de noviembre de 1988, p. 25-A). Junto a la elevada tasa de desempleo, se observa que el proceso inflacionario no se ha abatido significativamente ya que para el año de 1988 será de alrededor del 50 por ciento, siendo en promedio de 86 por ciento para el periodo 1983-1988 (*Ibid.*); asimismo, el 30 de noviembre de ese año, la Comisión Nacional de los Salarios Mínimos difundió en la prensa nacional un informe donde reconoce que el salario mínimo padece un deterioro acumulado de 53.6 por ciento de 1978 a octubre de 1988 (*unomásuno*, p. 1).

Esta situación impide que la mayoría de la población pueda contar con los recursos suficientes para hacer frente al fenómeno de la desnutrición y sus repercusiones en otras esferas de la vida de la familia y del individuo. Por ello, no basta que el estado mexicano importe al año millones de toneladas de granos para cubrir el déficit de la producción agrícola nacional. La distribución de la producción agropecuaria depende de la capacidad económica de las familias, pues el 70 por ciento de la población consume menos del 40 por ciento de dicha producción. Tampoco es suficiente que se plasme en papel los buenos deseos de los funcionarios y políticos. Al respecto, cabe citar el fracaso del Programa Nacional de Alimentación 1983-1988 (PRONAL), cuyos objetivos, por demás ambiciosos, eran: 1) procurar la soberanía alimentaria y, 2) alcanzar condiciones de alimentación y nutrición que permitan el pleno desarrollo de las capacidades y potencialidades de cada mexicano (PRONAL, 1984, p. 31).

Dentro de este análisis no debe escapar la función que desempeñan los medios de comunicación masiva que buscan crear nuevas necesidades sin haberse satisfecho las más apremiantes, lo cual da como resultado que no se utilicen en forma adecuada los exiguos ingresos del trabajador. La ideología dominante, que responde a los intereses capitalistas, orienta al trabajador al consumo de "alimentos chatarra" y de productos de poca o ninguna utilidad para el mejoramiento real del nivel de vida de la población.

De acuerdo con lo antes expuesto, puede decirse que la desnutrición es un fenómeno que trasciende la realidad corporal del individuo ya que sus causas radican en la forma como nuestra sociedad se organiza para producir y reproducirse. Ello responde a la lógica del capital: producir para satisfacer las exigencias de la acumulación capitalista y no para cubrir las necesidades imperiosas de la población. Asimismo, las repercusiones de la desnutrición no pueden ser vistas a mediano o largo plazo. Se encuentran ya presentes en la mayoría de la población mexicana: deficiencias en el desarrollo físico y mental, bajo nivel de aprovechamiento escolar, mayor pobreza, falta de participación en los distintos órdenes de la vida social, etcétera.

Sin embargo, diversos funcionarios del régimen de Carlos Salinas de Gortari muestran un optimismo desmedido para tratar de encubrir el problema de la desnutrición que enfrentan decenas de millones de compatriotas. Al respecto, el secretario de Salud señaló en Michoacán, en junio de 1989, que "la nutrición de los mexicanos ha mejorado y ya no se ven casos extremos de desnutrición" (periódico *unomásuno*, 23 de junio de 1989, p. 8).

El Plan Nacional de Desarrollo 1989-1994, en el rubro "Alimentación y abasto" ignora también la crisis que vive el país y el hecho de que la sociedad se encuentra dividida en clases las cuales tienen diferentes condiciones materiales de vida que inciden directamente en el tipo de alimentación a que tiene acceso cada uno de los grupos sociales. El objetivo central que plantea dicho Plan resulta prácticamente inalcanzable en las actuales circunstancias históricas: "La política alimentaria tiene por objeto asegurar el abasto de alimentos a la población en condiciones adecuadas de calidad y precio, sobre todo a los grupos de más bajos ingresos".

Ante esta situación, es necesaria la organización de los trabajadores y demás sectores golpeados por la crisis y por las políticas equivocadas que ha formulado el gobierno en el campo de la alimentación, a fin de que participen activamente en la elaboración y puesta en práctica de medidas que contribuyan, en forma efectiva, a eliminar a los acaparadores e intermediarios y se busque la producción y comercialización de productos que permitan mejorar la nutrición de los mexicanos.

17. MULTICAUSALIDAD DE LA PATOLOGIA LABORAL*

En la Presentación del Reglamento General de Seguridad e Higiene en el Trabajo publicado en agosto de 1987, el secretario del Trabajo y Previsión Social (STPS) y el director del Instituto Mexicano del Seguro Social (IMSS) reconocen "el incremento paulatino y sostenido de los riesgos de trabajo en los últimos años", lo cual viene a reafirmar el hecho de que no obstante el apoyo oficial que han tenido las Comisiones Mixtas de Seguridad e Higiene Laboral, continúa observándose un aumento en los accidentes y enfermedades de trabajo.

Sin duda, esto se debe a que tales comisiones sólo buscan enfrentar las causas externas e inmediatas que ocasionan los daños a la salud en el medio laboral. Se dejan de lado las verdaderas causas que generan la patología del trabajo, es decir, la forma como se organiza

* Ponencia presentada en el Primer Foro Internacional sobre Participación Multidisciplinaria en Prevención de Riesgos en el Trabajo, el 7 de noviembre de 1988.

la sociedad para producir y reproducirse. En el caso de nuestro país la organización del proceso productivo y de la vida social en general están en función del modelo de desarrollo capitalista dependiente que trata por todos los medios posibles de alentar la acumulación capitalista, es decir, de mantener las relaciones sociales dominantes que, en esencia, son relaciones de explotación.

Ignorar esta realidad histórico-social ha conducido a mantener una visión parcializada de las causas de la patología del trabajo, que se muestra a través de diversos medios de comunicación. En dicha visión, se expresa, por un lado, la ideología capitalista y, por el otro, un marco de referencia para orientar las investigaciones concretas en el campo de la medicina del trabajo.

Así, a través de la televisión, prensa, radio y cine se difunden mensajes que dan cuenta de una determinada concepción de las causas de la patología y del enfoque médico curativo e individualista prevaleciente, con lo cual se busca satisfacer las necesidades del capital.

Por ejemplo, en la televisión apareció durante meses un mensaje del IMSS y de la STPS: "Los accidentes no nacen, se hacen", por el obrero descuidado que no toma en cuenta las medidas de seguridad e higiene. Esto último no se decía en el mensaje pero se daba a entender cuando en la pantalla pasaba un obrero de la construcción que descuidadamente se quitaba el cinturón de seguridad y caía del andamio sufriendo un accidente. ¿Quién no podría asegurar que ese acto inseguro era el causante inmediato de los daños sufridos por el trabajador? Sin embargo, tal hecho sólo muestra una parte de la realidad y que podemos percibir con nuestros sentidos. Vemos pues, lo externo e inmediato de un proceso más complejo.

En la prensa nacional se difundió durante semanas un desplegado del IMSS y de la Campaña Nacional de Seguridad e Higiene en el Trabajo que decía: "Ni manos ni pies retoñan. No los arriesguemos. En nuestro país de cada 100 accidentes de trabajo 37 lesionan las manos y 13 los pies. Nadie mejor que tú para cuidarte. Cumple con las normas de seguridad y usa el equipo de protección, porque ni manos ni pies retoñan. Por ti y por tu familia: *cuídate*. Trabajar con seguridad es nuestra responsabilidad" (periódico *Novedades*, 7 de abril de 1985).

Este tipo de mensajes se difunde también a través del cine. Durante meses apareció un mensaje del Sector Salud: "La seguridad en el trabajo genera mayor eficiencia y productividad". Este planteamiento no deja lugar a dudas: debe existir seguridad para incrementar la producción y, por lo tanto, las ganancias del empresario.

Para colmo, en 1980 el jefe de Medicina del Trabajo del IMSS (*Boletín Informativo de Medicina del Trabajo*, núm. 2, p. 3) se ufanaba de que gracias a los programas quc lleva a cabo dicha Jefatura "se observa ya un avance en el propósito de mejorar y agilizar los servicios a cargo de esta dependencia, ya que en 1979 se logró disminuir en 1.78 días promedio la incapacidad temporal por cada paciente. Se ha logrado así la reincorporación oportuna del trabajador a la vida productiva", claro, para que no se pierda lo más esencial de la fuerza de trabajo: su capacidad para generar plusvalía, la cual se la apropia el capitalista.

Todo lo anterior muestra que el interés del gobierno y de los patrones reside básicamente en cuidar la fuerza de trabajo que es la que produce la plusvalía o, como dicen el secretario del Trabajo y Previsión Social, Lic. Arsenio Farell y el Lic. Ricardo García Sainz, director del IMSS en la Presentación del Reglamento General de Seguridad e Higiene en el Trabajo: "La seguridad social de los trabajadores y el mejoramiento de las condiciones de seguridad e higiene en el trabajo son prioritarias porque precisamente los trabajadores son los encargados de generar la riqueza del país", la cual como está de sobra demostrado, se la apropian la clase burguesa y muchos funcionarios de nivel superior así como políticos que componen la llamada clase política.

¿A dónde queremos llegar con todo esto? A demostrar que en una sociedad capitalista como la nuestra, la legislación y los diferentes aparatos del estado mexicano sirven básicamente para ayudar a la reproducción del capital, elevando las ganancias de los empresarios, mientras que la inmensa mayoría de la población, la clase trabajadora, se encuentra sumida en una profunda crisis que afecta su vida en todos los órdenes. Al capital no le interesa, pues, la salud de la fuerza de trabajo y más cuando existe un ejército industrial de reserva.

Por lo tanto, para lograr el mejoramiento real de la salud de la clase trabajadora debe tomarse en cuenta tanto las condiciones de trabajo en la fábrica o en donde presta sus servicios, como la situación de vida en general de la población. Por ello, no basta con que se establezcan comisiones para proteger al obrero de los aspectos técnicos nocivos del proceso de trabajo. Es necesario considerar también las condiciones sociales en que se organiza la producción y que afectan directamente al obrero y a su familia.

Para llevar a cabo políticas y acciones concretas que permitan disminuir sustancialmente la tasa de accidentes y enfermedades laborales, se tendrían que rebasar las soluciones inmediatistas y superficiales que sólo buscan ya sea atacar las causas externas que originan dicha patología o, de conformidad con el enfoque de la medicina curativa, enfrentar los daños a la salud reparando "máquinas humanas" para devolverlas a la brevedad posible al proceso productivo.

La multicausalidad no es, pues, para nosotros, la suma de factores externos de carácter técnico que originan los "riesgos de trabajo". Significa algo más que eso. Significa subordinar el análisis de variables como actos inseguros, condiciones inadecuadas de trabajo, falta o no uso del equipo de seguridad e higiene, etcétera, a un análisis más profundo que permita descubrir lo que no vemos a primera vista. Es necesario que se tome en cuenta que el proceso de trabajo se encuentra inmerso en relaciones sociales capitalistas que imponen su huella tanto dentro de la fábrica o taller como fuera del ámbito de trabajo.

Se requiere, por lo tanto, tener presente que una gran cantidad de accidentes suceden porque el trabajador tiene poca o nula participación en la organización del proceso de producción; al obrero se le considera un apéndice de la máquina, existe enajenación, falta de creatividad por parte del trabajador. Los procesos de producción cada vez más mecanizados conducen a que el obrero experimente con mayor frecuencia fatiga física y mental.

A todo lo anterior hay que agregar que en las grandes ciudades como la nuestra el traslado del hogar al trabajo y viceversa rebasa en promedio tres horas diarias en un transporte incómodo e inseguro. Aunado a esto, debe tomarse en cuenta que la crisis se manifiesta con todas sus consecuencias en el seno de la familia creando una problemática compleja que repercute directa e indirectamente en la manera como el trabajador se inserta en el proceso productivo. Así, el desempleo generalizado, el subempleo, la pérdida del poder adquisitivo del salario que en los últimos diez años supera el 50 por ciento, genera mayor desnutrición, estrés, neurosis, hipertensión, úlceras, gastritis, etcétera.

Todo esto crea un campo propicio para que surjan por un lado, actos inseguros que ocasionan accidentes de trabajo y, por el otro, diversas enfermedades laborales o relacionadas con el trabajo.

Para ir desarrollando estrategias a mediano y largo plazo que permitan incidir en las variables sociales mencionadas, es necesario llevar a cabo una verdadera organización de los trabajadores para evitar que se siga monetizando los daños a la salud en los contratos colectivos de trabajo como una forma de resolver los conflictos entre el capital y el obrero. Se requiere conscientizar tanto a la población trabajadora como a los líderes sindicales de que la disminución sustancial de la tasa de accidentes y enfermedades laborales, se logrará cuando el trabajador participe en la organización del proceso productivo, a fin de controlar realmente las causas que generan la patología laboral, y mejore sus condiciones de vida en general.

Ante los planteamientos anteriores, el representante de la República de El Salvador señaló que "la salud es un derecho del ser humano y, por lo tanto, no puede verse desde una perspectiva ideológica, pues tanto los patrones como los obreros están expuestos a diferentes riesgos de trabajo. Por lo mismo, la salud ocupacional no tiene que ser un elemento de discordia entre los obreros y empresarios, sino un elemento que sirva para la integración y la cooperación entre ellos".

Ante este planteamiento positivista, señalamos al delegado salvadoreño que tal forma de pensar da cuenta de una determinada posición ideológica; en este caso, una ideología conservadora al ignorar la lucha de clases y pretender dejar las cosas como están puesto que el mantenimiento de las relaciones sociales dominantes sólo beneficia a la clase burguesa. Además, la concepción de salud que tiene el trabajador difiere de la que posee el empresario, ya que ambos tienen intereses de clase diferentes y, por lo mismo, posiciones ideológicas distintas.

18. INVALIDEZ, REHABILITACION Y SOCIEDAD

El 7 por ciento de la población mexicana enfrenta actualmente algún tipo de invalidez y para el año 2000 se estima que serán 14 millones de personas las que tengan alguna limitación física o mental, debido a lesiones del sistema músculo-esquelético, a diversas patologías crónico-degenerativas como la diabetes y enfermedades reumáticas, así como a la sordera, ceguera, parálisis cerebral, amputaciones, etcétera. Según datos proporcionados por los doctores Rubén Ricalde y Francisco Rosete en el Seminario Internacional "Rehabilitación del trabajador incapacitado" efectuado en México en 1981, el 46 por ciento de los inválidos se encuentra en edad productiva, de los cuales el 69 por ciento están desempleados (pp. 4-5).

Tales cifras revelan un serio problema que afecta al individuo, a la familia y a la sociedad en su conjunto. Las verdaderas causas de la invalidez rebasan, en la mayoría de los casos, el ámbito individual en tanto que se originan por la forma como la sociedad produce y se reproduce. Así, las lesiones al sistema músculo-esquelético se generan en gran parte debido a accidentes de trabajo y de tránsito que en los últimos años se han elevado notoriamente debido al incremento de los procesos de industrialización y urbanización que vive el país. A esto debemos agregar los accidentes en el hogar y la violencia (delincuencia, alcoholismo y drogadicción) que deja inválidas a numerosas personas, muchas de ellas niños que padecen un mal trato por parte de los adultos.

A medida que las sociedades se modernizan y aumenta la esperanza de vida de la población se observa una mayor presencia de enfermedades crónico-degenerativas que pueden originar situaciones invalidantes en el individuo. Las clases sociales con pocos recursos tienen menos oportunidades de controlar o evitar, mediante un diagnóstico temprano y tratamiento oportuno, diversas patologías que pueden dejar secuelas incapacitantes.

En el análisis de las causas de la invalidez tiene, por lo tanto, que tomarse en cuenta el contexto social en que viven y trabajan los individuos. Asimismo, la búsqueda de soluciones al problema de la invalidez debe considerar los aspectos sociales del enfermo, aun cuando los procesos rehabilitatorios se enmarquen dentro de la práctica médica individualista y hospitalaria. Sin duda, un tratamiento oportuno y en las mejores condiciones dependerá en gran medida del nivel socioeconómico de la familia. No basta por ello que el trabajador y sus dependientes se encuentren asegurados por el IMSS, ISSSTE u otra institución de seguridad social para garantizar por este solo hecho que tendrán todas las facilidades para lograr una atención oportuna y de excelente calidad. Habría que tomar en cuenta la demanda de los servicios de rehabilitación que cada vez atienden un mayor número de pacientes con los mismos recursos. A esto debe sumarse el hecho de que el traslado del enfermo a la unidad médica implica gastos y distraer a familiares para acompañar al paciente. Mayores dificultades enfrentan los trabajadores que carecen de seguridad social para lograr un tratamiento oportuno a fin de evitar secuelas incapacitantes.

Dentro del margen de acción que le permiten los intereses de la clase capitalista, el estado mexicano ha buscado responder al problema de la invalidez a fin de seguir legitimándose ante la población. Esto condujo a la creación en 1952 de la Dirección General de Rehabilitación dependiente de la entonces Secretaría de Salubridad y Asistencia. En el IMSS se crea años más tarde la Subjefatura de Medicina de Rehabilitación con el propósito de responder a las exigencias que en este campo plantea la clase productiva del país. Sin embargo, ambas dependencias desaparecieron así como la materia de medicina de rehabilitación que se incorporó al curriculum de la Facultad de Medicina de la UNAM en 1969 a solicitud de uno de los pioneros de la rehabilitación en México, el doctor Luis Guillermo Ibarra.

En abril de 1976 el Centro de Rehabilitación del Sistema Músculo Esquelético se transformó en el actual Instituto Nacional de Medicina de Rehabilitación, a propuesta del doctor Ibarra.

La importancia de los aspectos sociales en la génesis y tratamiento de la invalidez motivó a las autoridades de dicho Instituto a organizar un curso-taller sobre "Sociología Médica. Investigación en Rehabilitación", mismo que se efectuó del 6 al 10 de febrero de 1989. En ese curso-taller fungí como profesor titular e invitamos al doctor Luis Guillermo Ibarra a fin de que expusiera en la sesión del 7 de febrero su vasta experiencia sobre la problemática de la rehabilitación en México. El doctor Ibarra es socio fundador de la Sociedad Mexicana de Medicina Física y Rehabilitación y actualmente funge como director del Instituto Nacional de Ortopedia y es Presidente de la Asociación Médica Latinoamericana de Rehabilitación (AMLAR). Sus puntos de vista e inquietudes resultan de gran importancia para la medicina y las ciencias sociales por tratarse de una autoridad reconocida en el campo de la rehabilitación, pues ha participado activamente en el desarrollo de esta área de la medicina así como en la formación de especialistas y en la organización de servicios de rehabilitación en todo el país. He aquí sus palabras expuestas en ese curso: "La atención a la salud, la rehabilitación de los inválidos se enmarcan en las acciones de la sociedad, de ahí la importancia de tomar en cuenta los aspectos sociológicos y psicológicos. Los inválidos se convierten en un problema familiar y social. No son los médicos ni los sistemas de salud los que se preocupan por los inválidos en un primer momento, sino sus familiares y los maestros de las escuelas que buscan ayudar a los desechos de los médicos como son los ciegos y sordos. Pasa mucho tiempo para que se interesen los médicos por la rehabilitación".

En opinión del doctor Ibarra, la desaparición de la Dirección General de Rehabilitación de la SSA motivó cierto atraso en las acciones de rehabilitación. Los servicios actuales no tienen todo el personal y equipo requerido. Faltan servicios de rehabilitación en muchos lugares. Falta planeación y existen acciones desarticuladas en el sector salud. No se forman médicos especialistas en rehabilitación en ningún estado de la República, sólo en la Facultad de Medicina de la UNAM, cuyo posgrado en Rehabilitación se imparte en el IMSS, ISSSTE y DIF, en el Distrito Federal. Existe incomprensión hacia esta área de la medicina, comenta el doctor Ibarra.

Al pasar las diapositivas que muestran los tres niveles de atención de la invalidez que presentó a las autoridades del sector salud, el doctor Ibarra muestra su inquietud y esperanza: "A ver si hay *voluntad política* para desarrollar este programa". Las repercusiones de la invalidez, de acuerdo con dicho especialista, se presentan en tres niveles: 1) en el individuo, en el que se manifiesta: dependencia, desajuste social, indigencia y discriminación; 2) en la familia, en la que se da desajuste emocional, sobrecarga económica y desintegración (el 70 por ciento de las familias de los inválidos están desintegradas), y 3) a nivel de la sociedad, en donde se observa marginación, incremento de dependientes, desempleo, subempleo y pérdida económica.

Según datos proporcionados por el doctor Ibarra, el origen de la invalidez se debe: el 19 por ciento a accidentes; el 39 por ciento a enfermedades diversas y el 42 por ciento a factores congénitos. En estudios realizados en diversas unidades médicas se encontró que en los servicios de consulta externa el 25 por ciento de los pacientes son inválidos, 45 por ciento sufren enfermedades crónicas y el 30 por ciento enfermedades agudas; en el área de hospitalización, el 34 por ciento tiene problemas invalidantes, el 33 por ciento padece enfermedades crónicas y otro 33 por ciento enfermedades agudas. (Véase: "Fundamentación". *Curso de Especialización en Medicina de Rehabilitación*, D.E.P., Facultad de Medicina de la UNAM, México, 1983, pp. 1 y 2.)

Ante esta problemática el doctor Ibarra se pregunta: ¿por qué los inválidos siguen siendo ignorados, poco apreciados?

En el "Seminario internacional: Rehabilitación del trabajador incapacitado" organizado por la desaparecida Dirección General de Rehabilitación de la SSA en la ciudad de México, en 1981, el doctor Oscar Izquierdo señaló que "más del 50 por ciento de la población de inválidos se encuentra en áreas marginadas y no recibe los servicios de capacitación para el trabajo y, por lo tanto, no se conoce ninguna perspectiva de empleo" (p. 205).

Puede afirmarse, por lo tanto, que la mayoría de los inválidos no tiene acceso a los servicios de terapia física y ocupacional, y de lenguaje, así como de adaptación de prótesis, de ortesis, psicoterapia, orientación y entrenamiento vocacional ya que, por un lado, los servicios públicos son escasos y, por el otro, la falta de recursos económicos y el ambiente sociocultural deteriorado en que vive la mayoría de los inválidos dificulta o impide su proceso de rehabilitación. Esto representa un verdadero obstáculo para que pueda proporcionarse una *rehabilitación integral* al individuo inválido.

La discriminación hacia quienes sufren alguna incapacidad o limitación física o mental es, sin duda, producto de las leyes sociales que imperan en nuestra sociedad capitalista. La lógica del capital se impone. Para lograr la máxima ganancia se requiere fuerza de trabajo en "condiciones óptimas de salud" a fin de evitar gastos innecesarios. Con un creciente ejército industrial de reserva a disposición del capital, éste puede escoger a los más aptos discriminando a quienes sufren alguna invalidez. Aunado a esto se observa la presencia de prejuicios y discriminación en los diversos sectores de la sociedad hacia el inválido, cerrándole las puertas para que logre su rehabilitación social. Tal hecho muestra la existencia de un *medio social invalidante* que resulta muchas veces más difícil de sobrellevar que la misma limitación física o mental que se padece.

Las condiciones de trabajo y de vida deterioradas por la crisis que vive el país, la falta de una cultura médica entre la población y la prevalencia de una medicina biologista orientada a la práctica médica curativa e individualista ha dificultado el desarrollo de acciones para la prevención de la invalidez. Pero el problema no termina ahí. Cuando las invalideces se presentan, los procesos de rehabilitación dependerán de diversas situaciones sociales, familiares e institucionales, por ejemplo, la existencia de servicios de medicina de rehabilitación en el lugar de residencia; el nivel de concientización de la familia y del enfermo para acudir a las unidades médicas para un diagnóstico temprano y un tratamiento oportuno; posibilidades económicas y sociales para poder atender al enfermo (gastos de traslado y participación de familiares en el proceso de rehabilitación, etcétera); tipo de relación que se establece entre el equipo de salud y el paciente y sus familiares, lo cual influye en el seguimiento adecuado del tipo de terapia que se prescribe, etcétera.

El problema no termina ahí. Un destacado médico especialista en rehabilitación, impulsor de esta área en el IMSS, el doctor Luis F. Vales Ancona, que fue titular de la desaparecida Subjefatura de Medicina de Rehabilitación del IMSS y asistió al curso-taller sobre Sociología médica que impartimos en el Instituto Nacional de Medicina de Rehabilitación, destaca en un artículo que en nuestra vida diaria "conocemos personas que estando capacitadas, dispuestas a trabajar una jornada y a percibir por lo menos el salario mínimo vigente, no encuentran trabajo o se contratan con percepciones menores a las establecidas, manifestación del desempleo y subempleo, que se hace más dramático en las personas que sufren algún grado de invalidez, ya que son marginadas del proceso productivo, en donde difícilmente se contrata a personas con alguna limitación física o mental" (revista *Ecos de medicina física y rehabilitación*, noviembre de 1984, p. 131).

El curso-taller sobre Sociología médica que impartimos en el INMR nos permitió comprender mejor la problemática de la rehabilitación en México y las implicaciones sociales para ofrecer un diagnóstico temprano y un tratamiento oportuno a las personas que sufren invalidez. El personal que asistió al curso (médicos, terapistas, psicólogos y trabajadores sociales) mostró su preocupación por lograr la rehabilitación integral del inválido y trabajar en forma interdisciplinaria para alcanzar resultados más notorios que beneficien al individuo, a la familia y a la sociedad. Los diversos proyectos de investigación que se elaboraron durante el curso-taller mostraron la importancia de los aspectos sociales en la prevención de la invalidez, en el diagnóstico oportuno y en los procesos rehabilitatorios a fin de que el individuo y su familia no sean marginados por la sociedad.

Se podrá aspirar, sin duda, a una sociedad con menos inválidos y a una mejor atención para quienes padecen de alguna limitación física y mental cuando cambien las relaciones sociales dominadas por los intereses capitalistas y se construya una sociedad en la que el individuo se realice como un ser humano y no sea ya explotado. Este fue el marco de referencia en el que se llevó a cabo el curso-taller sobre Sociología médica organizado por la doctora Luz María Alvarado Bárcenas y el licenciado Ricardo Pérez, del Instituto Nacional de Medicina de Rehabilitación.

19. POBREZA Y DESORDENES MENTALES

Quince millones de mexicanos sobreviven en condiciones de pobreza extrema, mientras que uno de cada dos no alcanza un bienestar mínimo, señaló el Presidente del Consejo Consultivo del Programa Nacional de Solidaridad (*Excélsior*, 18 de marzo de 1989, p. 1). Por su parte, el secretario del Trabajo y Previsión Social indicó que el subempleo afecta entre 13.5 y 15 millones de personas —50 por ciento de la población económicamente activa— caracterizadas por sus ingresos inferiores al salario mínimo (*ibid.*).

La pobreza es, pues, una realidad lacerante en nuestro país y en el resto de América Latina, la cual es producto de las relaciones capitalistas de producción que han conducido a una mayor concentración de la riqueza en pocas manos mientras que la mayoría de la población vive en condiciones de subsistencia, sin que se vislumbren a corto o mediano plazo posibilidades reales para mejorar su nivel de vida.

Las relaciones entre la pobreza y la enfermedad han sido destacadas por distintos estudiosos y funcionarios del sector salud en nuestro país. Se enferman con más frecuencia y presentan cuadros clínicos más graves quienes carecen de una alimentación adecuada, de vivienda higiénica y con los servicios básicos y no pueden contar con una atención médica oportuna y de la mejor calidad. La situación de vida de la población depende de las condiciones de trabajo, es decir, de la manera cómo se incorporan los individuos al proceso productivo y del monto de sus salarios mismos que, debido a la pérdida del poder adquisitivo de la moneda, impiden conseguir los satisfactores necesarios para un adecuado desarrollo físico y mental de las personas. Marx fue claro al señalar que "para comprender en todo su alcance las leyes de la acumulación, no puede perderse tampoco de vista la situación del obrero *fuera* de la fábrica, su comida y su vivienda".

La pobreza puede ser considerada como la verdadera causa de la mayoría de las enfermedades, incluyendo las relacionadas con los desórdenes mentales. A medida que se incremente la miseria en nuestra sociedad habrá un mayor número de personas con trastornos mentales, las cuales no tienen posibilidades de "curación" dentro de las instituciones psiquiátricas tradicionales.

En México, una estimación difundida por la Secretaría de Salud el primero de marzo de 1989 en el periódico *unomásuno* (p. 28) revela que a nivel nacional, más de 15 millones de personas están afectadas por algún trastorno mental y requieren asistencia psiquiátrica: 5 millones 314 mil sufren depresión mayor; 3 millones 321 mil dependencia del alcohol; 2 millones 657 mil neurosis de ansiedad; 664 mil psicosis esquizofrénicas;

466 mil psicosis senil; 840 mil retraso mental leve; 420 mil retraso mental grave; un millón 145 mil síndrome hiperquinético; 305 mil farmacodependencia y 171 mil trastornos específicos del desarrollo. Al respecto, el jefe de la división de siquiatría del Instituto Nacional de Neurología y Neurocirugía plantea la necesidad de disponer por lo menos tres veces más, el número de psiquiatras para enfrentar esa patología (*ibid.*). Tal exigencia muestra una vez más la vigencia del modelo biologista prevaleciente en el campo de la medicina y que alienta una práctica médica individualista, curativa y hospitalaria para "curar" los desórdenes mentales. Se dejan de lado las causas sociales que condicionan directa e indirectamente la mayoría de dichos desajustes mentales.

Fuera del campo de la psiquiatría tradicional existen estudios y prácticas médicas concretas como son los trabajos de Franco Basaglia en Italia que desafían la concepción exclusivamente biologista de las enfermedades mentales. Por ejemplo, el 2 de marzo de 1989, Luzinete Simôes, del Brasil, presentó su tesis para obtener el grado de doctora en sociología en la Facultad de Ciencias Políticas y Sociales de la UNAM, y cuyo título es *El modo de producción capitalista y la fractura en las relaciones sociales: elementos teóricos para una reflexión sobre la enfermedad mental en Bahía, Brasil.* Participamos como miembros del jurado en el examen de la compañera Luzinete, por lo que tuvimos que leer su trabajo de tesis en el que encontramos interesantes formulaciones teóricas y datos empíricos que buscan mostrar la importancia de la estructura productiva y de las estructuras de poder en la producción de las relaciones entre pobreza y desórdenes mentales. Para realizar su investigación Luzinete se apoyó en los conceptos de *concien-*

cia y *alienación* de Marx y en el concepto de *locura* como una forma de alienación de Michel Foucault.

La autora de dicha tesis cita a Bushello, quien señala que en América Latina "la predominancia del alcoholismo, del retardo mental, de las psicosis y de las neurosis alcanza el 25 por ciento de la población, y los estudios de muertes violentas (homicidio, suicidio y accidentes) . . .demuestran cabalmente que el nivel de infelicidad en nuestros países desmiente la falacia de que somos pobres, pero felices".

En Brasil, al igual que en los demás países subdesarrollados como México, existe una gran concentración de la riqueza: el 60 por ciento de la población más pobre retenía en 1980 el 19.3 por ciento de la renta nacional, y el 5 por ciento más rica obtenía el 35 por ciento, señala Folha, citado por Luzinete en su tesis.

Sobre la pobreza que vive la población en América Latina, cobran especial importancia las palabras del presidente de Venezuela, quien ante los trágicos sucesos de violencia generados en ese país a principios de marzo de 1989, debido a la elevación del precio del transporte público y de la gasolina, señaló en un artículo para Ap Dow Jones publicado en *Excélsior* (18 de marzo de 1989, pp. 11 y 34): "la mayor parte de nuestros ciudadanos han descubierto una terrible realidad: trabajar más duro y ajustarse los cinturones solamente significa que se tendrán que pagar precios más altos, que habrá menos comida y que el acceso a los servicios adecuados de salud, educación y vivienda, será cada vez más restringido. De esta forma, estamos condenados a una vida caracterizada por la miseria y la desesperación". Sin duda, las relaciones sociales impuestas por el capital nacional y extranjero determinan la manera como la sociedad produce y se reproduce, así como la forma en que se enferma, qué tipo de patologías prevalecen, su gravedad y frecuencia y el acceso real a diversos servicios, incluyendo los médicos, para hacer frente a la enfermedad.

Sobre esto, Luzinete señala en su tesis que "cuando se habla de locura y pobreza en Bahía, Brasil (y esto es válido para los demás países de América Latina, con sus respectivas diferencias) tampoco se debe olvidar que las clases dominantes del país se valieron de la utilización sistemática de la violencia, de la represión, de la arbitrariedad para el mantenimiento del *status quo*. Paralelamente a esto, los mecanismos autoritarios dejaron de ser exclusividad del aparato del Estado para pasar a permear las relaciones sociales en su conjunto, formando así una red invisible de 'micropoderes' que se encargan del mantenimiento del orden al nivel de las instituciones sociales, comenzando por su núcleo: la familia".

La exclusión del loco —dice Luzinete— no comienza a partir de su internación a pesar de que la clase dominante pretenda que esto sea creído; sabemos bien que esto no significa nada más que otro mito. La exclusión del loco, comienza antes de su misma "locura". O sea, comienza con la vivencia de múltiples situaciones de frustración, capaces de dificultar o impedir la convivencia con la realidad.

La autora de la tesis que estamos comentando concluye que: a) la exclusión económica, social y política a la que están sometidas las personas que investigó en el estado de Bahía, Brasil, tiene su origen en un periodo anterior a la internación en el manicomio, definiéndose en los términos de su origen de clase. Cita las palabras de un amigo nuestro, Armando Suárez, quien falleció en 1988: "En nuestra sociedad capitalista los hombres viven, enferman, son asistidos y mueren de clase. La enfermedad y la locura son, desde luego, contingencias a las que está expuesto —por su doble condición de ser vivo y de sujeto del deseo, el habla y la angustia— todo ser humano. Pero cómo, cuándo, en qué forma y bajo qué condiciones sociales perderá su salud o su razón y la asistencia que recibirá en uno u otro trance, dependerán decisivamente de su condición de clase" (*Razón, locura y sociedad*, p. 7); b) el trabajo de tesis demuestra —dice Luzinete— el contenido histórico social del desorden mental en un contexto de dependencia económica que mantiene en condición miserable, más de la mitad de la fuerza de trabajo disponible y, c) los resultados de la investigación sugieren tendencias sobre las relaciones entre proceso de trabajo, prácticas autoritarias, violencia, represión y desorden mental, subrayando que las diferencias de clase social condicionan la funcional asociación ideológica del desorden mental con el crimen, la delincuencia, la mendicidad, el desempleo y el subempleo.

20. NEUROSIS Y RELACIONES SOCIALES

Las neurosis se han presentado en distintas épocas en los diversos grupos humanos en tanto que son expresiones de la esfera mental-emocional intrínseca a todos los individuos. Sin embargo, se reconoce que a partir de la industrialización empiezan a acentuarse las neurosis y a convertirse en un fenómeno epidemiológico que afecta a todas las sociedades tanto capitalistas como aquellas que están en vías al socialismo. Así, las relaciones de competencia, la necesidad de lograr el éxito en las actividades que desempeña el individuo, de superar los obstáculos de la vida diaria en la búsqueda de satisfactores objetivos y subjetivos, son elementos desencadenantes de diversas formas de neurosis.

Puede decirse, por lo tanto, que las neurosis no surgen al momento en que las personas nacen sino que éstas se vuelven neuróticas debido a relaciones sociales hostiles que afectan en forma negativa el desarrollo de la familia y, consecuentemente, incide en la madurez mental-emocional de los individuos. Sin duda, la manera como *lo social* repercute en las relaciones familiares depende del tipo de sociedad y del grupo social particular al que pertenece la familia del neurótico.

De lo anterior se deduce que, como lo plantea el doctor Ramón de la Fuente, las neurosis no resultan de eventos traumáticos sino que surgen de un proceso que se inicia en la infancia, es decir, en la relación que se da entre el niño y los padres, la cual juega el papel primordial (*Psicología médica*, p. 204). Sin embargo, señala dicho autor, no existe acuerdo acerca de la naturaleza específica de las situaciones de la infancia cuyo resultado es la distorsión de la personalidad: Freud enfatizó la represión de impulsos sexuales ante el peligro de la castración. Adler destacó la intensidad del sentimiento básico de inferioridad y la ineficacia de los esfuerzos para superarlo. Sullivan puntualizó la aprehensión por parte del niño de la desaprobación por su madre. Rank y Fromm consideran que el conflicto ocurre en el proceso de individuación, que implica soledad creciente y la necesidad de vincularse con la gente a distintos niveles. Horney concede particular importancia a la lucha del niño con su propia agresividad; piensa que la hostilidad es la fuente principal de donde procede la angustia neurótica (*ibid.*).

Sin embargo, Ramón de la Fuente ignora, junto con otros especialistas, que las relaciones que se dan en el interior de las familias y que afectan el desarrollo mental-emocional del niño, son relaciones históricas, determinadas socialmente. Es decir, que no hay un solo tipo de familia y que el medio social (relaciones socioeconómicas, políticas y culturales) en el que se desenvuelven las familias determina el tipo de relaciones en el interior de éstas. Por ello, puede decirse que las verdaderas causas de las neurosis se encuentran en el contexto social en el que los individuos viven y trabajan (esto no impide que se reconozca que las neurosis tienen una dimensión psicosomática que se manifiesta a nivel individual).

De lo anterior se desprende que la búsqueda del origen de las neurosis y sus posibles soluciones debe situarse en varios niveles: a nivel de la sociedad que hoy se debate en una profunda crisis que afecta todos los órdenes de la vida incluyendo la esfera mental-emocional. El nivel de la familia en donde se concentran y manifiestan las contradicciones sociales y, por último, el nivel individual en donde se expresan las necesidades y limitaciones presentes en los niveles anteriores y que repercuten en el proceso de satisfacción de expectativas e intereses particulares.

Dichos niveles están interrelacionados. De ahí que la búsqueda de soluciones a nivel individual tiene que considerar también las situaciones familiares y de la sociedad en su conjunto, concretamente, la problemática que se da en el medio laboral. Ello a pesar de que la mayoría de los psiquiatras continúa rechazando el enfoque sociopsicológico tal como lo expresó un especialista, el doctor Barahona Fernandes, de Portugal, en el Simposium Internacional sobre la Dinámica de las Neurosis y su Tratamiento, efectuado en Madrid, en junio de 1969. En esa ocasión Fernandes expresó su punto de vista sobre las neurosis, el cual todavía predomina en el medio psiquiátrico: "De continuar aceptando las explicaciones socio-psicógenas exclusivamente, se corre el riesgo de desplazar a las neurosis de la ciencia médica con todas sus consecuencias prácticas que ello acarrea (¡psicoretapias no médicas!)" ("Estructura de las Neurosis", p. 71).

¿Cuál sería la reacción del doctor Fernandes y de muchos de sus colegas ante una explicación de carácter sociológico?

Las expresiones de las neurosis como la angustia, la depresión, la histeria, las tendencias hacia la violencia, la irritabilidad, las fobias y desviaciones sexuales, así como las adicciones y la hipocondriasis, si bien pueden tener manifestaciones clínicas más o menos delimitadas, sus causas y repercusiones son distintas. También las posibilidades reales de enfrentar las neurosis dependen de circunstancias históricas concretas, dadas por la situación de clase de los individuos, es decir, por la disponibilidad de recursos económicos y de un ambiente sociocultural apropiado, lo cual difiere de un grupo social a otro, y dentro de un mismo grupo pueden observarse diferencias específicas dadas por su ubicación concreta dentro de la estructura de clases.

Las neurosis tienen, por lo tanto, un significado distinto para el obrero, el profesionista, el burócrata, el empresario o la ama de casa. Puede ser que un empresario sufra de neurosis porque, de acuerdo con la lógica del capital, sus ganancias no se incrementan como él quisiera o se enfrente a la disposición gubernamental de pagar un impuesto de 2 por ciento sobre los activos de su empresa, tal como sucedió al inicio del régimen de Salinas de Gortari. En cambio, el obrero o el burócrata pueden estar angustiados porque sus ingresos resultan insuficientes para hacerle frente a la inflación, o porque corren el riesgo de perder su empleo. La crisis en nuestra sociedad ha generado situaciones de tensión, estrés, malestar que predispone a los individuos para que se conviertan en neuróticos. No sería exagerado decir que vivimos en una sociedad neurótica y que estamos formando hijos neuróticos.

Las posibilidades de solicitar ayuda profesional para enfrentar las neurosis están en función de la situación de clase. Imaginemos que un obrero le dijera cierto día a su patrón que está neurótico, es decir, que se encuentra enfermo y por lo tanto, requiere incapacitarse. La cara de asombro que pondría su jefe mostraría la incredulidad de que pueda considerarse a la neurosis como una enfermedad de trabajo, a pesar de que el artículo 513 de la Ley Federal del Trabajo (1980) señala en la tabla de enfermedades de trabajo a *las neurosis* y las refiere a pilotos aviadores, telefonistas y otras actividades. Los datos estadísticos del IMSS revelan que menos del uno por ciento de las enfermedades laborales corresponden a las neurosis, cuando de conformidad con las manifestaciones clínicas la mayoría de los trabajadores y de la población en general (sobre todo en las ciudades) padece alguna forma de neurosis.

Renzo Ricchi, en su libro *La muerte obrera* (p. 62) señala que "las condiciones de trabajo pueden producir estados de malestar que, si bien, no son determinables con precisión a nivel patológico inciden, sin embargo, negativamente sobre la vida del trabajador. . . Monotonía, repetición del trabajo, tiempo y ritmos forzados, horarios y turnos, situaciones de peligro, más o menos latente, para la integración física y psíquica del hombre, *shocks* emotivos únicos o repetidos, eventos traumatizantes física y psíquicamente, pueden crear un aumento excesivo de estimulaeión excitante o inhibitoria, estados conflictuales, frustraciones. A todo esto puede agregarse un estado prolongado de fatiga psicofísica, un estado permanente de alarma, de ansiedad, de angustia".

Las situaciones de tensión que el trabajador o empleado vive en la fábrica u oficina repercute sin lugar a dudas en la familia. En casos extremos se llega al maltrato de los niños, afectando con ello el adecuado desarrollo físico y mental-emocional de los infantes.

Por otro lado, en la determinación de si una persona está o no neurótica se encuentra presente *lo social* que se manifiesta a través de los intereses de los grupos dominantes, de las exigencias sociales que influyen en la conceptualización de las neurosis que hacen las instituciones del sector Salud, etcétera. De esta forma, es imposible que se reconozca a la neurosis como una enfermedad de trabajo que afecta a la mayoría de los obreros y empleados ya que esto repercutiría directamente en contra de la producción. Según la concepción de salud-enfermedad dominante en nuestra sociedad se puede seguir trabajando aun cuando estemos neuróticos a fin de no afectar las actividades de las empresas. Sólo cuando el neurótico manifiesta clínicamente expresiones psicosomáticas que resulten "peligrosas" para el orden social puede ser retirado del proceso de trabajo a fin de que la práctica médica dominante imponga mecanismos de control para que esta disfunción no afecte a los demás individuos que laboran en la fábrica u oficina.

Existe, por lo tanto, una determinación social, económica, política e ideológica de la enfermedad, la cual difiere de un grupo social a otro e influye en la forma como se busca enfrentarla. Las neurosis si bien se manifiestan a nivel individual mediante una serie de expresiones clínicas, esto no significa que nos olvidemos de una verdad que cada vez más va abriéndose paso dentro de la medicina curativa, individualista y hospitalaria: enfermedades como las neurosis surgen en un proceso social históricamente determinado.

21. ASPECTOS SOCIALES DEL SINDROME DE INMUNODEFICIENCIA ADQUIRIDA (SIDA)*

Resulta de gran importancia que en este Simposium Internacional sobre el SIDA se haya incluido el tema SIDA Y SOCIEDAD, lo que revela por un lado, que tal enfermedad se ha convertido en un problema social y, por el otro, que existe interés en las instituciones que prestan servicios médicos por tomar en cuenta no solamente la dimensión biológica de la enfermedad, sino los aspectos sociales que influyen de manera directa o indirecta en la propagación de la misma.

Considerar *lo social* a fin de establecer medidas que permitan reducir la expansión de la enfermedad del SIDA significa hablar de aspectos económicos, socioculturales, educativos e ideológico-políticos en la prevención y atención del SIDA.

Lo anterior implica pues, que no se puede descontextualizar a los individuos de su ambiente social ya que

*Ponencia presentada en el Tercer Simposium Internacional sobre el SIDA, el 26 de agosto de 1988.

tanto aquellos que pertenecen a grupos de alto riesgo como los que se encuentran en grupos con menor probabilidad de contraer el SIDA, son seres humanos que viven en una sociedad históricamente determinada y forman parte de un grupo social específico. Este hecho insoslayable nos lleva a reconocer que los individuos tienen un cierto modo de vida condicionado por la forma como trabajan y obtienen sus recursos económicos y el monto de éstos. Los individuos poseen también determinados patrones socioculturales y expectativas que modelan sus ideas y actitudes así como la manera de comportarse socialmente.

Con base en esto puede decirse que los seres humanos se enferman en circunstancias sociales concretas al establecer cierto tipo de relaciones dentro de la sociedad en que viven y apropiarse en forma incorrecta de la naturaleza.

También la concepción que se tenga de la enfermedad, que difiere de un grupo a otro, el tipo de medidas preventivas que se pongan en práctica, la forma de abordar su tratamiento y donde debe proporcionarse la atención al enfermo, depende de diversos aspectos sociales presentes en el conjunto de la sociedad y en el grupo social y núcleo familiar donde vive el individuo.

Por ello, el problema del SIDA y su relación con los aspectos sociales no puede verse de manera mecánica, bajo un mismo cartabón, ya que aun cuando desde la perspectiva biológica se demuestre la existencia de una historia natural de la enfermedad, debemos también preocuparnos por conocer la historia *social* de la enfermedad del SIDA. Es decir, en qué circunstancias sociales surge; cuáles son los grupos más afectados y por qué causas se presenta; qué variables socioeconómicas y culturales influyen para que se difunda la enfermedad; cómo perciben los individuos desde su marco sociocultural las campañas de educación sexual para la prevención del SIDA y qué conducta adoptan frente a dichas medidas.

Tratar de responder a cada una de estas preguntas implica analizar el tipo de sociedad en que vivimos, cuál es la ideología dominante, cómo se integran cada una de las clases y grupos sociales específicos y qué relaciones mantienen entre sí. Implica también, conocer cómo trabajan y viven los individuos, teniendo como marco para nuestro análisis la crisis generalizada que enfrenta el país.

En la elaboración de la historia social de la enfermedad del SIDA tampoco puede perderse de vista que con esta enfermedad se repite nuestra historia de dominación pero bajo otras circunstancias. Los conquistadores españoles nos trajeron enfermedades que diezmaron a la población nativa; hoy, los países desarrollados, concretamente Estados Unidos, en donde también se desarrolló el SIDA, nos están transmitiendo dicha enfermedad por diversos medios.

En una plática que dimos en la Facultad de Ciencias Médicas de la Universidad de San Carlos de Guatemala en el mes de julio de 1988, al tocar el tema del SIDA varios profesores expresaron que el gobierno de su país debería exigir a los viajeros extranjeros, sobre todo a los que provienen de países desarrollados, que se sometieran a los análisis correspondientes a fin de determinar si son o no portadores del virus del SIDA. Sin embargo, otros médicos señalaron que ello atentaría contra los derechos humanos de los extranjeros que llegan a Guatemala. Se reproducen así las relaciones de subordinación que mantienen nuestros países subdesarrollados con los países desarrollados pues esta situación de dependencia en que vivimos impide que se impongan medidas que afectarían los derechos de quienes tienen capacidad para viajar y difundir el SIDA. Por otro lado, requerimos de las divisas que se captan a través del turismo para impulsar nuestro desarrollo económico.

Como dice un destacado científico mexicano, Ruy Pérez Tamayo, "un problema como el SIDA que es de gran complejidad nos encuentra realmente subdesarrollados" (revista *Proceso*, 10 de agosto de 1987). Sin embargo no estamos de acuerdo con Pérez Tamayo cuando dice: "Me parece que es irrelevante la clase social de los pacientes. Los pacientes son pacientes, independientemente de cuanto tienen en la chequera" (*ibid.*).

Reducir la clase social a un aspecto de la dimensión económica como son los recursos monetarios es incorrecto ya que la situación de clase de los individuos se expresa en diversos aspectos sociales, económicos, políticos, culturales e ideológicos que es necesario conocer para comprender mejor la historia social de la enfermedad. El conocimiento de la realidad social del individuo permitirá también orientar mejor las campañas de educación sexual para prevenir el SIDA.

Debe de tenerse en cuenta que la forma como se concibe al fenómeno de la sexualidad difiere de un individuo a otro y, por consiguiente, el tipo de medidas y la manera como se difundan en los distintos grupos sociales deberá responder a los marcos socioeconómicos, culturales e ideológicos respectivos. Esto permitirá que las campañas puedan efectivamente reforzar ciertas actitudes o cambiar ideas incorrectas o conductas inadecuadas respecto de la sexualidad. Seguramente los profesionistas tenemos una concepción de la sexualidad que en algunos aspectos difiere de la que poseen aquellos individuos que carecen de estudios y viven en condiciones sociales y económicas deterioradas.

También las características socioculturales del grupo al que pertenecen los individuos pueden facilitar o dificultar la comunicación entre los miembros de la familia. Discutir sobre temas como la sexualidad que hasta hace poco se consideraban tabúes y que hoy comienzan a exponerse en diversos medios de comunicación ha empezado a cimbrar los cimientos de nuestra moral burguesa.

Asimismo, la manera como los individuos captan los mensajes que se difunden en distintos medios para prevenir el SIDA depende también de su marco sociocultural y económico. Sin duda, los grupos sociales que por sus recursos han tenido mayores oportunidades de alcanzar estudios medios y superiores tendrán una mayor receptividad hacia los mensajes del sector Salud, ya que disponen de cierta cultura médica. Aquellos grupos que por sus precarias condiciones económicas tienen bajos niveles de escolaridad pueden pensar que el SIDA no es su problema principal e inmediato ya que viven cotidianamente serios problemas como el desempleo y subempleo, la desnutrición y la falta de vivienda con los servicios básicos.

En tales circunstancias los problemas que enfrenta diariamente la población mayoritaria de nuestro país impedirán que esta capte correctamente los mensajes del sector Salud y, por lo tanto, que cambien sus hábitos sexuales por otros que sean menos riesgosos para su salud. En otras ocasiones puede tenerse conciencia del peligro de contraer la enfermedad, pero ante una realidad llena de frustraciones y un medio social agresivo, el individuo se refugia en el alcohol y en las relaciones sexuales pasajeras como un desahogo momentáneo de sus males.

También lo social está presente cuando los individuos pertenecientes a grupos considerados del alto riesgo tuviesen que realizarse periódicamente los análisis respectivos. Seguramente enfrentarían dificultad para cumplir con lo que se dice en las campañas, pues aun cuando dichos análisis sean gratuitos en las instituciones del sector público, el hecho de dejar de asistir al trabajo uno o dos días en una época de crisis con un desempleo generalizado en todos los niveles de la sociedad, representa para muchos de nosotros un verdadero problema. Si no, hagan ustedes la prueba y díganle a su jefe que desean acudir a un hospital para someterse a los análisis correspondientes a fin de determinar si tienen o no el virus del SIDA y de esta forma, una vez que comprueben estar momentáneamente libres de esta enfermedad, se sientan ustedes más tranquilos y puedan rendir más en su trabajo. Verán entonces la expresión de desconcierto o incredulidad de su jefe.

Si resulta que alguno de nosotros tiene el virus del SIDA, tendremos algo a nuestro favor, dejaremos el anonimato dentro del círculo social al que pertenecemos y quizá con un poco de suerte trascienda nuestro nombre a otros sectores sociales. Pero en seguida nos daremos cuenta, por lo que hemos leído o escuchado, que el costo del tratamiento del SIDA es muy elevado. Dirán ustedes que existe un presupuesto para atender a los sidosos. Sí, pero en primer lugar ese presupuesto es reducido debido a la crisis que vivimos y a las exigencias del Fondo Monetario Internacional de que el gobierno disminuya el gasto público para el sector social, y por el otro, el paciente de escasos recursos tiene, si es jefe de familia, que abandonar su trabajo para someterse al tratamiento. ¿Quién va a solventar entonces los gastos de la familia? Si está asegurado, los ingresos por incapacidad que recibe el trabajador serán cada vez menores en comparación con los que recibe un trabajador en activo. Si pertenece a las clases desprotegidas o protegidas a medias por la Secretaría de Salud la situación se vuelve más difícil para la familia del enfermo.

Distinta realidad se presenta en aquellas personas que poseen recursos económicos para un diagnóstico temprano y un tratamiento oportuno en un hospital extranjero permitiendo elevar aunque sea por unos meses su esperanza de vida, pero contribuyendo también a la fuga de divisas. Esto demuestra, pues, que aunque el mal afecta a todas las clases sociales, las afecta de distinta forma ya que existe una atención clasista de la enfermedad.

Ayer, mientras terminaba de escribir estas líneas la realidad concreta me mostró una vez más cómo la clase social a la que pertenecemos influye en forma determinante sobre la manera de enfrentar la enfermedad, cualquiera que ésta sea. Después de cobrar en un banco de Perisur el cheque que recibo como asalariado, se me acercó un señor humilde con su hija de seis años de edad. Me dijo que su esposa estaba internada en el hospital de Oncología porque estaba enferma de cáncer; habían venido desde Sonora sin dinero y él y la niña no habían comido desde el día anterior. Buscaba trabajos eventuales para solventar los gastos de su estancia en la ciudad de México y regresar en cuanto pudiera hacerlo ya que no obstante que estaban atendiendo bien a su mujer, no podía seguir en México por mucho tiempo ya que carecía de medios y estaba descuidando su siembra de maíz.

En ese momento pensé en cómo lo económico puede no sólo permitir un tratamiento por un tiempo mayor y en las mejores condiciones posibles, sino que la familia del paciente tenga también un poco de tranquilidad y no pase hambre y sufra la hostilidad de una gran ciudad como la nuestra.

Aunado a todo lo anterior existe otro problema que se ha manifestado en todos los países, incluyendo los desarrollados: el rechazo a los enfermos del SIDA y a sus familiares. La segregación de que son objeto en las escuelas y centros de trabajo ha llegado incluso a la agresión física. La falta de información sobre los mecanismos de transmisión del virus del SIDA, ligado a marcos socioculturales tradicionalistas limita la posibilidad de que el sidoso y su familia tengan un ambiente social adecuado para enfrentar la enfermedad.

Una cosa sí tenemos que agradecerle al SIDA: el hecho de que por primera vez en México se tratan en forma abierta y directa algunos aspectos de la sexualidad a través de medios de gran alcance como la televisión y en horarios estelares. Tal hecho ha permitido que poco a poco deje de ser un tabú hablar de sexo y la población comprenda la importancia de enfrentar el problema del SIDA con medidas preventivas. Pero aquí también está *lo social* y sus expresiones culturales e ideológicas. Por ejemplo, la ideología religiosa que profesa la Iglesia católica de México ha llevado a que la cúpula eclesiástica rechace la campaña de la Secretaría de Salud y enjuicie a funcionarios de la misma por estar incitando a la promiscuidad y la perversión sexual. El 10 de enero de 1988, la Iglesia publica el documento *Moral y Sexualidad*, donde se cuestiona dicha campaña y se plantea la posición de la Iglesia sobre el SIDA, la cual es una posición retrógrada pero que será sin duda tomada en cuenta por mucha gente.

Por su parte, el dirigente del Comité Pro-vida expresó: "la televisión se ha prestado a campañas gubernamentales enemigas de la familia que, en lugar de educarla, la están desintegrando" (revista *Proceso*, 2 de mayo de 1988).

Debe destacarse que la educación sexual se ha convertido en el principal medio para reducir la propagación del SIDA; sin embargo, no debe olvidarse que la posibilidad de que la gente haga suya las campañas de educación sexual dependerá en gran medida de que se satisfagan también sus demás necesidades sociales.

Por último, planteamos las siguientes reflexiones y recomendaciones:

1. Debe analizarse en nuestro país la verdadera dimensión del SIDA en comparación con otras enfermedades infecciosas que hoy en día dominan el perfil patológico de México y conocer los criterios por los que se definen los problemas de salud y la asignación de recursos para combatirlos. Se ha dicho que en el caso del SIDA, existe, dado el momento de crisis en el que vivimos, un contenido político en las campañas al mostrar a veces de manera exagerada el problema sin considerar que hay otros problemas de salud y de tipo social que debemos enfrentar.

2. Es necesario impulsar la formación de grupos multi e interdisciplinarios que permitan orientar mejor el diseño de las campañas de prevención del SIDA y cuando esta enfermedad se presente, se proporcione la mejor atención tanto médica como social y psicológica a los pacientes y sus familiares.

3. En todo lo anterior no debe olvidarse tomar en cuenta las características socio-culturales y económicas

de la población a fin de que las campañas resulten efectivas. Tales campañas no deben de estar orientadas solamente a la prevención del SIDA sino también para lograr un ejercicio responsable de la sexualidad.

22. MEDICINA Y PRACTICA MEDICA. IMPLICACIONES SOCIALES

En enero de 1986 impartimos un curso sobre "Análisis sociológico de la salud-enfermedad" en la Escuela de Medicina de la Universidad Autónoma de Oaxaca. Antes de iniciar nuestra exposición, el director del plantel me expresó la inquietud de varios estudiantes y profesores que cuestionaban la organización de un curso con ese tema cuando existían muchas áreas sobre las que podían realizarse cursos de actualización: fisiopatología, genética, etcétera. Estos intereses y expectativas profesionales se manifiestan en alumnos y docentes de las escuelas de medicina y enfermería de México y del resto de América Latina.

Sin duda, lo anterior muestra la vigencia del modelo médico que hoy en día domina el panorama tanto en las instituciones prestadoras de servicios médicos como en aquellas dedicadas a la enseñanza de las ciencias de la salud. Dicho modelo se caracteriza por un enfoque biologista e individualista y cuya práctica médica es básicamente curativa y hospitalaria. Este modelo unicausal se consolida en el siglo XIX con los trabajos de Pasteur y Koch. Así, se llega a demostrar que la tuberculosis, el cólera, etcétera, son provocados por tal o cual agente patógeno o que los accidentes de trabajo se deben fundamentalmente a actos inseguros del obrero. Se analiza la historia natural de la enfermedad pero se deja de lado la historia social de la misma. Se olvida lo que en 1700 el padre de la medicina del trabajo, Bernardino Ramazzini, sugería a los médicos: la necesidad de preguntarle al paciente: dime en qué trabajas y te diré de qué estás enfermo.

Tal pregunta implica superar el enfoque clínico de la práctica médica que se ejerce cómodamente en una clínica u hospital. Recuperar la sugerencia de Ramazzini obligaría a la enseñanza y práctica de la medicina y demás ciencias de la salud a acercarse al conocimiento de las condiciones de trabajo y de la vida de la población trabajadora que es la que resiente con mayor fuerza los efectos de la crisis: desnutrición, enfermedades infecciosas y parasitarias, desgaste físico y psíquico, menor esperanza de vida, etcétera.

La medicina y la práctica médica deben vincularse, pues, a las exigencias de los sectores mayoritarios del país. Sólo así podrán cumplir con la función social que les corresponde y contribuir a resolver los grandes problemas de salud que enfrentan nuestros pueblos subdesarrollados. De lo contrario, seguirán sirviendo a los grupos hegemónicos que ven en el modelo biologista una forma de acrecentar sus ganancias (industria químico-farmacéutica y de equipo médico, por ejemplo).

La realidad del subdesarrollo que priva en México y el resto de América Latina ha demostrado plenamente que existe una forma clasista de enfermar y morir que debe ser tomada en cuenta por la medicina, a fin de desarrollar un modelo de enseñanza y ejercicio médico capaz de enfrentar los problemas de salud que padece la población. Tiene que recuperarse la tesis de que según sean las condiciones de vida y de trabajo de los distintos grupos sociales, será la manera cómo se enferman los individuos, de qué se enferman, con qué gravedad y frecuencia, así como el acceso real a los servicios médicos, su esperanza de vida y de qué mueren.

Si no se toma en cuenta lo anterior, seguirá predominando el modelo médico vigente que ha demostrado su ineficacia para resolver la patología de la pobreza (enfermedades infecciosas y parasitarias) que afecta a la población mayoritaria del país. Dicho modelo ha originado diversas expectativas: frente a la necesidad de contar con médicos generales para solucionar el 80 por ciento de la patología existente en el país, se observa entre los médicos la tendencia hacia la especialización y superespecialización. Ante la exigencia de impulsar una distribución adecuada de los médicos en todas las zonas del país, éstos se concentran básicamente en las áreas urbanas.

Sigue predominando la medicina curativa que busca reparar organismos en los que se han alterado sus funciones fisiológicas y condiciones anatómicas. Se busca, en pocas palabras, poner en funcionamiento a las "máquinas humanas" para que puedan seguir produciendo (en el caso de los obreros), o para que los profesionistas, amas de casa, etcétera, cumplan con las tareas que la sociedad les asigna. Se deja de lado la importancia de la medicina preventiva para evitar o retrasar el surgimiento de las enfermedades y promover la salud.

Para terminar, es importante insistir que en la planeación y organización de los servicios médicos participen no sólo médicos sino también otros profesionistas como sociólogos, antropólogos, psicólogos, etc., a fin de que se tomen en cuenta las características socioculturales y los aspectos psicológicos de los distintos grupos de población para que la medicina cumpla efectivamente su cometido. "La medicina, decía Clemenceau, es demasiado importante para dejarla sólo en manos de los médicos".

23. ATENCION MEDICA CLASISTA

El informe de la Secretaría de Programación y Presupuesto (SPP) sobre la distribución para 1988 de los recursos del sector Salud, muestra una vez más que el acceso y calidad de los servicios médicos está en función de las posiciones que ocupan los individuos en la estructura social y, por consiguiente, del papel que cumplen en la sociedad mexicana.

De acuerdo con el documento de la SPP, del gasto público para 1988 se destinaron 6.7 billones de pesos a los "servicios de salud". De estos recursos, 4.4 billones se destinarán al IMSS para atender a 33.8 millones de derechohabientes (130 mil pesos por persona); al ISSSTE le corresponden 770 mil millones de pesos para atender a 7.6 millones de derechohabientes (100 mil pesos por persona, y para la SSA, Programa IMSS-Coplamar y los servicios médicos del DDF se destinan 1.5 billones de pesos para la atención de 28.4 millones de personas (54 mil pesos para cada una).

La diferencia en cuanto a disponibilidad de recursos para la atención de la enfermedad entre las instituciones de seguridad social y las de asistencia pública son notables y reafirman el hecho de que "las instituciones surgidas de la revolución" no han podido eliminar las diferencias socioeconómicas a fin de que la población esté en igualdad de circunstancias para atender sus problemas de salud.

La crisis que hoy vive nuestro país se manifiesta con todas sus consecuencias en millones de mexicanos que por estar desempleados o subempleados están expuestos a padecer enfermedades más graves y con mayor frecuencia. Se observa, pues, una forma clasista de enfermar, ya que la patología de la pobreza (enfermedades infecciosas y parasitarias) la sufren sobre todo las clases sociales desprotegidas. También su posición subordinada en la estructura de clases repercute negativamente en la posibilidad real de contar con servicios médicos oportunos y adecuados. Los sectores pobres de la sociedad no tienen acceso a la medicina privada y la atención médica que les proporcionan las instituciones de asistencia pública resulta insuficiente ya que, como revelan las estadísticas expuestas, dichas instituciones cuentan con menos recursos por persona para atender los problemas de salud de la población no sujeta al régimen de la seguridad social.

La crisis también ha golpeado a las instituciones de seguridad social (IMSS, ISSSTE) que han visto reducido en términos reales su presupuesto en los últimos cinco años en tanto que se incrementa día a día el número de pacientes que, al no poder cubrir los gastos de la medicina privada y perteneciendo a alguna de las instituciones mencionadas, recurre a la atención médica que proporcionan el IMSS y el ISSSTE. Esto repercute en forma negativa en la calidad y oportunidad con que se otorgan los servicios médicos ya que se reduce, en términos relativos, la disponibilidad de personal de salud así como las instalaciones y equipo médico, llegando a observarse en muchas unidades tanto del IMSS como del ISSSTE la falta de medicamentos y materiales básicos para resolver diversos problemas de salud.

Se observa con preocupación un deterioro en la calidad de la atención médica que conduce a elevar el número de personas que enfrentan problemas de *iatrogénesis* (daños a la salud ocasionados por una práctica médica deficiente, o por el uso de instalaciones y equipo defectuoso así como por medicamentos de baja calidad o administrados en forma inadecuada).

El contar con una atención médica que sea oportuna y de la mejor calidad está, pues, en función de la disponibilidad de recursos con que cuente cada familia. Es evidente que el acceso a la medicina privada está fuera del alcance de las grandes mayorías nacionales. Sólo el 20 por ciento aproximadamente, tiene acceso a este tipo de medicina a nivel de consulta externa. Cuando se trata de hospitalización el porcentaje se reduce aún más. Si no se pertenece a alguna institución de seguridad social, que son las que cuentan en términos generales con mejores condiciones para la hospitalización, el paciente y sus familiares enfrentan una cruda realidad: para no morir o evitar que la enfermedad siga progresando y deje secuelas incapacitantes, se necesita contar con medios económicos suficientes para sufragar los gastos de la atención médica privada.

En caso de ser derechohabiente de alguna institución de seguridad social, teóricamente toda la población amparada tendría acceso a la atención médica en sus tres niveles. En la práctica esto dista mucho de ser cierto, o en muchos casos, cuando se llega por ejemplo al tercer nivel a donde se canalizan los problemas de salud más complicados que requieren de alta especialización, resulta que los trámites burocráticos orillan a que la enfermedad se agrave más.

Hace más de quince años, en la Encuesta Nacional de Actitudes de Derechohabientes del IMSS que realizamos en la entonces Jefatura de Planeación y Supervisión Médica de dicha institución, sólo el 53.8 por ciento de los entrevistados consideró que la atención que se da a los pacientes del Seguro Social es buena; únicamente el 25.6 por ciento contestó que el trámite para recibir ficha para consulta con el especialista es rápido y el 62 por ciento consideró que en caso de hospitalización es fácil lograrlo (la muestra fue de 5895 personas). Tales datos mostraban entre otros, un deterioro en la prestación de los servicios médicos. La situación de crisis que vivimos y las experiencias cotidianas que conocemos directa o indirectamente reafirman el hecho de que en el momento actual la confianza en la medicina pública es cada vez menor.

Para tener posibilidad de llegar a la medicina de tercer nivel se requiere en muchas ocasiones contar con "compadres" o relaciones con funcionarios de la institución a fin de que al paciente se le atienda con la prontitud debida. Recuerdo el caso de una compañera socióloga que trabajó como empleada en una clínica del IMSS y que hace algunos meses enfrentó toda la estructura burocrática y deshumanizada del IMSS. Me relató que no obstante pertenecer a la institución fue tratada en forma despótica y con un manejo inadecuado de su problema de salud en la unidad médica que le correspondía. Al sentir que su enfermedad se agravaba, no obstante que el médico de la clínica la había dado de alta, tuvo que acudir a él nuevamente para exigirle la canalizara al Centro Médico "La Raza" pensando en que en dicho lugar podría por fin resolver su problema de salud. Allí encontró la misma indiferencia y durante 24 horas permaneció en una camilla en uno de los pasillos dado que no había disponible una sala para la intervención quirúrgica que con urgencia debería practicársele. Lo peor es que no la dejaban salir para que sus familiares la atendieran en otra parte a pesar de insistir que era empleada del Seguro Social. Con la ayuda de una valiente médica y las amenazas de proceder contra la institución un familiar miembro del sindicato de trabajadores de PEMEX logró trasladarla al hospital de los petroleros donde la operaron de inmediato, salvándole la vida.

Esta experiencia no es aislada. Demuestra una vez más que para tener acceso oportuno a los servicios médicos institucionales se requiere muchas veces contar con medios o relaciones con directivos de la institución. Existe, pues, una atención médica clasista ya que los individuos se ubican en determinada clase social que configura el tipo de enfermedad que padecen, su frecuencia y gravedad así como el tipo y calidad de atención médica a que se tiene acceso.

En cuanto a esto último, no debe olvidarse que la práctica médica reproduce las ideas y valores característicos del sistema social capitalista.

En las pláticas que hemos dado a médicos del IMSS, ISSSTE y SSA mostramos la forma cómo la ideología dominante orienta la práctica médica. Los fenómenos existentes en nuestra sociedad (por ejemplo: indiferencia, deshumanización, individualismo, competencia) se encuentran presentes en la prestación de los servicios médicos. Por ejemplo, los médicos tienen que ver a un determinado número de pacientes (casos), es decir, deben producir cierta cantidad de servicios por jornada de trabajo. Privan los criterios de eficiencia y productividad propios de una empresa capitalista. Se busca en una época de crisis como la que vivimos racionalizar los recursos sin considerar la forma como esto afecta la impartición de la atención médica. Se pretende alcanzar una elevada calidad en la atención de la enfermedad con parámetros que no consideran aspectos fundamentales como son los componentes psicosocioculturales del paciente que influyen en la valoración del acto médico.

Cuando trabajaba en la Jefatura de Planeación y Supervisión Médica del IMSS (1973-1977) un departamento de dicha Jefatura se encargaba de realizar estudios de tiempos y movimientos a fin de poder orientar las políticas institucionales para alcanzar una mayor productividad en la prestación de los servicios médicos, como si el IMSS fuese una empresa de lucro y no una institución que busca servir a la sociedad y contribuir a proporcionar condiciones adecuadas de trabajo a sus empleados.

La ideología dominante, como ya hemos visto, no se queda a nivel del pensamiento, sino que orienta las acciones de los individuos, de los grupos sociales e instituciones para reforzar las relaciones sociales existentes en nuestra sociedad, que en esencia son relaciones de explotación.

24. IDEOLOGIA Y PRACTICA MEDICAS

El 30 de octubre de 1987 tuve la oportunidad de impartir a médicos y enfermeras del Instituto Nacional de Pediatría una conferencia sobre los aspectos sociales del proceso salud-enfermedad y de la práctica médica. Las dos médicas que me invitaron a dar la plática me advirtieron antes de iniciar mi exposición que la inmensa mayoría de los médicos de dicha institución considera que *lo social no existe.* Por lo tanto, me comentaron ambas profesionistas, el enfoque biomédico se encuentra más firme que nunca en el Instituto Nacional de Pediatría.

Asimismo, me dieron a conocer los cambios estratégicos que se hicieron en el tema de la ponencia, cuyo título original era: "Sociología médica. Investigación en salud". A fin de no inquietar a los médicos las organizadoras del acto dicidieron difundir la plática como "Investigación en salud". También se evitó poner la carrera que estudié y en lugar de presentarme en los carteles como doctor en sociología sólo quedó, para despistar, el grado sin especificar la profesión.

Iniciamos nuestra intervención destacando la importancia de la medicina clínica, dándole su debido lugar a la dimensión biologista presente en el proceso salud-enfermedad; señalamos que el médico debe alcanzar una excelente preparación académica que le permita conocer las distintas entidades nosológicas y el manejo correcto de los procedimientos para el diagnóstico, tratamiento y pronóstico de la enfermedad. Sin tales requisitos, insistí, no podría desempeñar una práctica médica adecuada y oportuna.

Después, empezamos a plantear los aspectos sociales en torno a la salud-enfermedad y la práctica médica. Para ello, y contra nuestra costumbre, nos apoyamos en los planteamientos que el Secretario de Salud (1982-1988) señala: "la salud de la población es el resultado de la estructura y funcionamiento de la sociedad en su conjunto, es decir, de la manera como se distribuye el producto social hacia el interior de la misma. En este sentido, la atención primaria a la salud interactúa con otros componentes del desarrollo social como son el trabajo, la educación y la urbanización, entre otros" (*Cuadernos de la Secretaría de Salud*, núm. 11, p. 12).

Para no sentirme mal al citar planteamientos (que son válidos en términos generales) de un funcionario a quien he criticado públicamente, recordé "para mis adentros" lo que decía Gramsci: "un grupo social puede apoderarse del trabajo de otro grupo sin apoderarse de su ideología".

Siguiendo esta línea de exposición, cité también lo que señala el Plan Nacional de Desarrollo del gobierno de Miguel de la Madrid. En el rubro *Salud* de dicho documento se dice: "es necesario destacar que la salud es una resultante de la interacción de factores biológicos, ambientales, económicos y sociales. Con este contexto, en la medida que la población disponga de empleo, de una dieta alimenticia equilibrada, de una vivienda higiénica, de servicios de agua potable y drenaje, de un hábitat salubre, de educación y de servicios que le permitan ocupar adecuadamente su tiempo libre, en esa medida estarán los habitantes en mejores posibilidades de resistir a los agentes que producen la enfermedad y la muerte" (p. 245).

Recordé también al grupo de médicos y enfermeras presentes en la plática lo que Bernardino Ramazzini, padre de la medicina del trabajo, sugería a los médicos que deberían preguntar al paciente: "dime en qué trabajas y te diré de qué te enfermas", planteamiento que debe obligarnos a superar el enfoque biologista e individualista que orienta una práctica hospitalaria y curativa lo cual muestra una visión reduccionista del proceso salud-enfermedad.

Para seguir apoyando la necesidad de tomar en cuenta *lo social* no sólo en la determinación de las causas del proceso salud-enfermedad sino en la misma práctica médica, citamos los planteamientos de otro médico, el presidente Salvador Allende, quien expuso en un discurso histórico pronunciado en la ciudad de Guadalajara que "el médico levante su voz para reclamar que la medicina llegue a las barriadas populares y, fundamentalmente, a los sectores campesinos".

Es necesario señalar que las cuarenta enfermeras que asistieron a la conferencia mostraron un gran interés por las cuestiones sociales que repercuten en el proceso salud-enfermedad, reafirmando lo que hemos visto en muchas escuelas de enfermería del país: su deseo de superar el enfoque biologista que hoy predomina en la medicina. Sin embargo, con relación a los médicos asistentes a la plática sucedió lo esperado por las organizadoras del acto. Los profesionales de la medicina se mostraron poco dispuestos a escuchar planteamientos sociales que influyen en el proceso salud-enfermedad y en la práctica médica.

Para tratar de mantener su atención insistí en citar lo que dijo otro distinguido médico días antes de la conferencia, concretamente durante la celebración del día del médico (23 de octubre de 1987). En esa ocasión el doctor Manuel Velasco Suárez, en su calidad de director del Hospital Juárez dijo que "sin necesidad de contar con muchas camas se podría mejorar sustancialmente la atención médica de las instituciones gubernamentales mediante una nueva actitud de los médicos, que tendrían que salir de sus centros de salud y de los hospitales para prevenir las enfermedades" (periódico *Unomásuno*, 24 de octubre de 1987, p. 2).

Sin embargo, a medida que planteaba las determinaciones sociales del proceso salud-enfermedad y de la práctica médica, los médicos, tal como habían previsto las organizadoras del acto, empezaron a abandonar la sala, salvo siete de ellos que decidieron seguir escuchando la plática. Hice ver a los asistentes que rechazar los aspectos sociales poco favorecía al desarrollo de la medicina y que la historia de nuestro país había demostrado que el enfoque biologista y la práctica curativa no habían podido resolver los grandes problemas de salud que afrontan las mayorías. Señalé también que los científicos que contribuyeron a consolidar a la medicina como Pasteur, Koch y otros muchos mostraron siempre un espíritu abierto a la crítica y que no solamente se preocupaban por curar las enfermedades. Pasteur, por ejemplo, decía que "al meditar sobre la enfermedad nunca pienso en encontrar un remedio para ella sino, en cambio, en encontrar los medios para prevenirla" (René Dubos, *Pasteur y la ciencia moderna*, p. 117).

Al terminar la plática varias compañeras de enfermería se acercaron a mí para exponerme que ellas sí comprendían la importancia que tienen los aspectos sociales en el proceso salud-enfermedad y en la práctica médica y de enfermería ya que estaban en contacto directo con el paciente y conocían su problemática familiar y social. Los médicos, en cambio, señalaron las enfermeras, se dedican básicamente a estudiar los expedientes clínicos y ven a la enfermedad pero no al paciente.

Las organizadoras de la conferencia comentaron también que el hecho de que les hablara una persona que no llevaba bata blanca había sido una ofensa para los médicos, ya que el personal médico del Instituto Nacional de Pediatría se considera lo mejor de la élite médica. Esto permite mostrar los elementos ideológicos (valores, prejuicios, ideas, representaciones) que están presentes en la formación y práctica médica. La bata blanca y el estetoscopio ceñido al cuello del galeno simboliza el conocimiento y, por lo tanto, el poder de que se dispone para enfrentar la enfermedad y la muerte.

En febrero de 1988 volví al Instituto Nacional de Pediatría para impartir la misma conferencia a médicos que iniciaban su residencia en dicha institución. Las cuarenta personas del curso propedéutico se mostraron sumamente interesadas por las cuestiones sociales, contrariamente a lo que pasó con aquellos médicos que ya trabajaban en ese instituto. Los médicos que comenzaban su residencia acababan de terminar su servicio social y tenían experiencias recientes con poblaciones marginadas en el campo y la ciudad. Hice votos entonces porque no se dejaran absorber por el enfoque biologista e individualista que predomina en el Instituto Nacional de Pediatría.

25. FORMACION CRITICA DEL MEDICO

La formación profesional del médico depende de las características y determinaciones propias del sistema social imperante así como de las necesidades y exigencias del medio profesional respectivo. Estos dos niveles de la realidad se interpenetran e influyen en la forma como se construye el proyecto curricular de la carrera de medicina.

La formación del médico no es, por lo tanto, casual, sino responde a intereses sociales generales y específicos y a las posiciones hegemónicas existentes a nivel de toda la sociedad y del sector salud en particular. Así, los objetivos y el contenido del plan de estudios responden tanto a las inquietudes y experiencias profesionales de quienes elaboran la currícula, como a situaciones más complejas que no se observan a primera vista.

Hoy en día, sigue prevaleciendo en la mayoría de las escuelas de medicina una enseñanza que se caracteriza por la transmisión acrítica del conocimiento en donde el profesor es el que asume el papel activo, "el que sabe", en tanto que los estudiantes mantienen una actitud pasiva, receptiva. Se reproducen las relaciones sociales en el proceso de enseñanza-aprendizaje ya que prevalece la hegemonía de un grupo sobre otro. Max Weber es claro al respecto: "en el aula es el profesor el que habla en tanto que los oyentes han de callar; para hacer su carrera, los estudiantes están obligados a asistir a las clases del profesor y en ellas no se le permite a nadie hacerle críticas" (Weber, *El político y el científico*, p. 213).

Freire señala que este modelo de enseñanza-aprendizaje responde a una concepción "bancaria" de la educación que sumerge al individuo en la pasividad y el conformismo. "En tanto la concepción bancaria recalca la permanencia, la concepción problematizadora refuerza el cambio. De este modo la práctica 'bancaria' al implicar la inmovilidad se hace reaccionaria, en tanto que la concepción problematizadora. . . se hace revolucionaria" (Freire, *Pedagogía del oprimido*, p. 92).

En mayo de 1987 en la escuela de medicina de la Universidad Autónoma de Zacatecas (UAZ) se inició un proceso académico para la revisión del plan de estudios de la carrera con base en el conocimiento de la problemática de la salud del estado. Se organizó un taller de Atención Primaria de la Salud a fin de que teniendo como base este eje de análisis surgido de la reunión mundial de Alma Ata (URSS) en 1978, pudiera servir de guía para orientar la discusión de la comunidad académica de la escuela de medicina de la UAZ.

En dicho taller se buscaba no solamente la reflexión sobre los aspectos que tradicionalmente se han incorporado para la formación académica del estudiante de medicina. Se pretendía acercar a autoridades, profesores y estudiantes a la realidad socioeconómica y a la problemática de salud de la población de la entidad. Para ello se organizaron trabajos comunitarios a fin de que pudiéramos conocer directamente los diversos aspectos que influyen en la salud-enfermedad de la población. De esta manera se podría orientar en forma más objetiva y precisa los cambios pertinentes en el plan de estudios.

En una de las comunidades visitadas —Río Grande, Zacatecas— el director de la escuela de medicina planteó a los campesinos de distintas zonas reunidos en esa comunidad la pregunta: ¿de qué se muere más la gente en estas comunidades? Dicha pregunta motivó a uno de los campesinos a decir: "aunque parezca broma, doctor, aquí la gente se está muriendo de hambre". Esta respuesta dejó a los estudiantes de medicina fuertemente sorprendidos, ya que según se puso de manifiesto en la discusión realizada en la ciudad de Zacatecas después de regresar de Río Grande, el plan de estudios de medicina de la Universidad Zacatecana —al igual que el de la mayoría de las universidades del país— carece de programas referentes a la desnutrición como problema social. Ante esta situación, los estudiantes de medicina insistieron en que debería incluirse materias sobre este tópico a fin de poder realizar una práctica médica que pudiera responder a las necesidades propias del medio social en donde iban a trabajar. Lo anterior está plenamente justificado ya que en la mencionada reunión llegamos a mostrar y a destacar las relaciones que tiene la desnutrición con diversas patologías ya que aquélla crea un campo propicio para que surjan o persistan diversas enfermedades infecciosas y parasitarias además de que repercute en el desarrollo físico e intelectual del individuo.

La formación del médico no puede seguir enclaustrada en las aulas o entre los muros de los hospitales y clínicas. Debe ir al encuentro de la realidad donde surgen los problemas de salud. Por ello, la formación y práctica médica debe atender aquellas exigencias prioritarias de nuestra población y dejar de incorporar tanto en la formación académica como en la práctica profesional elementos ajenos a nuestra realidad.

Los médicos deben formarse en contacto directo con la realidad de nuestro país y con la problemática de salud que van a enfrentar directamente. Empero, los planes de estudio de las escuelas de medicina deben no sólo incorporar materias sobre salud pública sino que debe adoptarse una nueva filosofía que oriente el proceso de enseñanza-aprendizaje: que los profesores además de impartir sus enseñanzas participen activamente en la concientización de los estudiantes a fin de que la medicina contribuya a la humanización y desarrollo de la sociedad. Es necesario, pues, que los profesores motiven a los estudiantes a compenetrarse de la realidad. Lo que decía Salvador Allende en su discurso histórico pronunciado en Guadalajara sigue teniendo vigencia hoy más que nunca: "es necesario que los estudiantes de medicina carguen aunque sea algunos metros el fardo que los campesinos llevan a cuesta muchos kilómetros" para que comprendan plenamente por qué y de qué se enferman nuestros campesinos, así como los trabajadores en general que son los que constituyen la mayoría de la población del país.

Al término del taller se les pidió a los estudiantes de medicina que escribieran sus puntos de vista sobre la atención primaria de la salud a fin de elaborar las memorias de dicha actividad académica.

Uno de los estudiantes de medicina escribió al final de su trabajo una reflexión sobre lo que había vivido en el taller. En ella se refleja el proceso dialéctico del conocimiento: de la duda al conocimiento y de un conocimiento parcial, limitado, a otro más profundo. Asimismo, se recupera la tesis de la toma de conciencia compenetrándose de la realidad a través de una práctica concreta en un taller. Se tiene conciencia de la ignorancia y se empiezan a descubrir los medios para superarla, es decir para descubrir la verdad: "no sé a lo que estoy asistiendo al taller, mi escasa capacidad intelectual lo impide, pero de una cosa estoy cierto, esto no me lo ha dictado nadie, como en las clases, ha sido un sentimiento de haber sido golpeado en la conciencia para tratar de comprender a dónde voy, y esto me está haciendo buscar el rumbo adecuado para ello".

Dada la trascendencia de este pensamiento, los participantes del taller decidimos que dicho pensamiento se pusiera como epígrafe en las memorias de la mencionada reunión académica.

Lo anterior muestra la importancia de que el estudiante de medicina participe activa y críticamente en su preparación profesional a fin de que ésta responda a las exigencias de la realidad en la que va a ejercer la carrera.

Sin duda, la investigación juega un papel relevante en el proceso de formación del médico, ya que por un lado le permitirá conocer de manera objetiva la realidad en que va a desempeñar su profesión; por el otro, dejará de ser un individuo pasivo, receptivo, y participará activamente en la construcción del conocimiento.

26. LA ENSEÑANZA DE LA METODOLOGIA DE LA CIENCIA EN LA FORMACION INTEGRAL DEL MEDICO

El día 26 de mayo de 1989 impartí una conferencia a los profesores de la Escuela Superior de Medicina del Instituto Politécnico Nacional. Inicié mi plática sobre la enseñanza de la metodología en la formación del médico en estos términos:

"Durante dos años largos me fui hundiendo en las arenas movedizas de una documentación torrencial, contradictoria y muchas veces incierta. . . Mi falta absoluta de experiencia y de método en la investigación histórica hizo aún más arduos mis días", nos dice Gabriel García Márquez en su novela *El general en su laberinto* (p. 272).

Lo anterior demuestra que la preparación metodológica es fundamental en el campo de la literatura. En el marco de la ciencia el manejo del método científico resulta una exigencia básica para el desarrollo del conocimiento. La construcción de nuevas teorías, el enriquecimiento de otras o su derrumbe se lleva a cabo a través de la aplicación del método científico en un proceso al que se denomina *investigación científica.* Esta sirve también para poner a prueba diversos métodos y técnicas y ofrecer soluciones a problemas concretos presentes en el quehacer cotidiano de las instituciones.

En el campo de la medicina nadie cuestiona la importancia de la investigación en la formación integral del médico. Este no puede ser un mero repetidor de los conocimientos existentes; debe participar activamente en la construcción de las verdades científicas en el campo de la salud. La enseñanza de la metodología es, pues, decisiva para formar médicos que se compenetren con su realidad y se involucren en la solución de los problemas de salud. Sin embargo, la metodología de la investigación no debe verse como una materia más, aislada del resto de las asignaturas. La metodología debe nutrir a todas las materias de la carrera de elementos para el análisis de los conocimientos existentes y la construcción de otros. El proceso de enseñanza-aprendizaje debe tener como eje aglutinador a la investigación. Sin ésta la enseñanza se convierte en un simple proceso de repetición de conocimientos y el aprendizaje se vuelve un acto mecánico, rutinario, que poco a poco reduce la creatividad y la imaginación.

Una forma fácil en que los docentes evadimos el compromiso de inducir a los educandos a la investigación es plantear este asunto como lo hace el doctor Mariscal, Coordinador del segundo nivel del Programa de Medicina General Integral (Plan A-36) de la Facultad de Medicina de la UNAM: ¿Qué características necesita un investigador?, se pregunta dicho profesionista. El mismo se contesta: Diría que es la inquietud: si los jóvenes que vienen estudiando, los que están en el Plan A-36 no tienen inquietud, no se preguntan, no dudan, no inquieren, a mi manera de ver no tienen "madera" de investigador; entonces, ¿cómo vamos a hacer para que estos muchachos sean investigadores?, se interroga el doctor Mariscal (Segundo Seminario-Taller: La Investigación en el Programa de Medicina General Integral, Memoria, Facultad de Medicina, UNAM, 1982, p. 41).

Esta respuesta es típica de aquellos docentes que prefieren la clase tradicional a meterse en cuestiones que desafían su limitada preparación en el campo de la investigación o porque los profesores desean mantener su "autoridad" sobre el grupo mientras que los alumnos deben callar, como decía Weber antes citado.

Podemos decir que siempre será superior una educación en donde se busque que el estudiante cuestione su realidad circundante, someta a un análisis crítico los planteamientos expuestos en los libros y ejerza la crítica en clase, que aquella educación que le facilita el aprendizaje a los alumnos para que no cuestionen al profesor y se eviten problemas. Sin duda, una formación profesional que incluya la investigación permite al profesor y al estudiante madurar como individuos y como profesionistas. El planteamiento de Paulo Freire adquiere entonces plena vigencia: "El educador ya no es sólo el que educa sino aquel que, en tanto educa, es educado a través del diálogo con el educando, quien, al ser educado, también educa. Así ambos se transforman en sujetos del proceso en que crecen juntos y en el cual 'los argumentos de la autoridad' ya no rigen" (Miguel Escobar G., *Paulo Freire y la educación liberadora*, p. 26).

Cabe aquí una reflexión sobre la enseñanza de la metodología. Hacerlo en la forma tradicional, como un conjunto de pasos o etapas que deben aprenderse a través de la exposición formal que realiza el maestro en el aula, significaría caer en una posición reduccionista y no se podrían realmente formar a verdaderos investigadores. Sería una forma incorrecta de enseñar metodología.

Para que los alumnos realmente se compenetren con la importancia y complejidad de cada uno de los procesos específicos que involucra la investigación científica, la enseñanza de la metodología debe hacerse en talleres de investigación en los que tanto estudiantes como docentes participen activa y creativamente. Sin duda, el trabajo de investigación que se realiza en talleres va contra la rutina y la comodidad a la que estamos acostumbrados en el aula puesto que se requiere que el equipo comience por conocer sus puntos de coincidencia y sus desacuerdos en cuanto a la forma de abordar el objeto de estudio; las experiencias que cada uno de los miembros ha tenido en la cuestión a analizar así como sus inquietudes intelectuales y profesionales, etcétera. El trabajo en equipo exige también que sus integrantes dediquen un tiempo mayor a la materia en la que se efectúa la investigación y a la búsqueda de las fuentes para obtener la información teórica y empírica: ir a bibliotecas y hemerotecas, realizar observaciones directas, aplicar instrumentos para recolectar información, etcétera. Trabajar en un taller implica discutir, someter a crítica nuestras ideas, aprender de los demás.

Cuando el equipo de trabajo logra consolidar su actividad para alcanzar los objetivos propuestos, es decir, para realizar una investigación sobre un tema particular, se observará un proceso de superación en el trabajo académico. Los alumnos dejarán de ser pasivos y el maestro se verá obligado a superarse también a fin de responder a las inquietudes de sus educandos.

Una vez que hemos expuesto la importancia de la investigación en la formación del médico así como la necesidad de trabajar en talleres en lugar de hacerlo en forma individual, surge una pregunta: ¿por qué la mayoría de las investigaciones en el campo de la salud giran en torno a la investigación básica y clínica? Esto a pesar del interés en la formación integral del médico, en que se reconoce que la mayoría de las enfermedades tiene su origen en los procesos sociales dados en una sociedad históricamente determinada; y a pesar de que la Organización Mundial de la Salud ha reconocido en Alma Ata (URSS), en 1978, a la atención primaria de la salud como la estrategia fundamental para alcanzar la meta: "Salud para todos en el año 2000" y de que en el Plan Nacional de Desarrollo (1983-1988) del gobierno federal se reconoce la causalidad social de la enfermedad (véase el capítulo "Estado y políticas de salud"). A pesar de todo esto se sigue insistiendo en la necesidad de realizar fundamentalmente investigación básica y clínica. Lo mismo lo hizo el secretario de Salud en ese periodo y un destacado científico mexicano (véase el capítulo "Investigación sociomédica").

Se deja de lado a la investigación sociomédica. Al respecto la doctora María Teresa Cortés Gutiérrez en el segundo Seminario-taller: La investigación en el programa de Medicina General Integral, efectuado en la Facultad de Medicina en 1982, dió datos concretos: de 105 investigaciones revisadas sólo 5 de ellas tocan la epidemiología o la salud pública, no obstante que tales investigaciones se llevaron a cabo dentro del Plan A-36 que busca un acercamiento mayor de los estudiantes de medicina con la comunidad y en el cual se toman más en cuenta los aspectos sociales del proceso salud-enfermedad en comparación con el plan de estudios tradicional.

Con esto no queremos restarle importancia a la investigación básica y clínica. Sin ellas no podrían formarse médicos con una excelente preparación para hacerle frente a la enfermedad. Sin duda, a nivel individual el enfoque biologista-clínico es decisivo para resolver problemas de salud aislados. Pero la realidad no termina ahí. La prevención de las enfermedades y la promoción de la salud deben realizarse en el lugar en que viven y trabajan los individuos; asimismo, la organización de los servicios médicos tiene que tomar en cuenta las características socioculturales y económicas de los distintos grupos humanos. Todo esto muestra la importancia de considerar *lo social* en el análisis del proceso salud-enfermedad así como las respuestas que la sociedad en general y el sector Salud en particular plantean para resolver los problemas de salud individuales y colectivos.

Finalmente, debe tenerse presente que la investigación sociomédica puede realizarse dentro de marcos teóricos diferentes ya que existen diferentes formas de concebir el proceso salud-enfermedad y los distintos aspectos relacionados con él (organización de los servicios médicos, relación médico-paciente, etcétera). Existen, básicamente, dos grandes corrientes teóricas: la positivista y la del materialismo histórico y dialéctico en donde se realizan las investigaciones en el campo de la sociología médica (véase los planteamientos de tales corrientes en mi libro *Métodos para la investigación social*).

El marco teórico que se utilice para realizar la investigación determinará la forma de abordar el objeto de estudio: el planteamiento del problema y las hipótesis, la formulación de objetivos, etcétera.

Estas fueron algunas de las ideas expuestas en la conferencia que impartimos en la Escuela Superior de Medicina del IPN.

27. RELACION MEDICO-PACIENTE CONDICIONANTES SOCIALES

Hace algunos meses nos invitaron a impartir una conferencia a médicos de una clínica del IMSS, cuyo título era "Factores psicosocioculturales del paciente que bloquean la acción del médico", a fin de reflexionar sobre una serie de aspectos que se han dejado de lado en la organización e impartición de los servicios médicos institucionales.

Aunque se reconoce en distintos foros nacionales e internacionales la necesidad de tomar en cuenta los aspectos sociales, culturales y psicológicos de los usuarios de los servicios médicos con el objeto de proporcionar una atención médica oportuna y adecuada, en la práctica observamos el poco espacio que se otorga a estos elementos en la planeación y operación de los servicios médicos.

El predominio del enfoque biologista e individualista en la medicina que se practica en nuestro país, limita la posibilidad de que el equipo de salud adquiera un conocimiento amplio de la problemática sociocultural y psicológica de los pacientes a fin de orientar de manera adecuada el ejercicio de la práctica médica. Se ignora que los enfermos son sujetos histórico-sociales, es decir, individuos que poseen determinadas características de conformidad con el grupo social al que pertenecen y según la zona geográfica en que viven.

El hecho de desconocer lo anterior conduce a reproducir una práctica médica curativa, biologista y hospitalaria. Se ve sólo a la enfermedad pero no al paciente.

Las cuestiones sociales, culturales y psicológicas influyen en la concepción que tiene el paciente de la salud y la enfermedad y, sin duda, repercuten en el tratamiento médico. Si en la relación entre el médico y el paciente el primero no considera la problemática social del sujeto que atiende será más difícil que el paciente observe la prescripción médica y las citas subsiguientes que el médico señale para conocer la evolución de la enfermedad.

Los planteamientos anteriores los hemos expuesto en distintas conferencias al personal de salud de diversas instituciones. Sin embargo, en la conferencia mencionada al principio dijimos a los médicos de esa clínica que en dicha ocasión no hablaríamos de los "factores psicosocioculturales del paciente que bloquean la acción del médico"; por el contrario, les propuse que habláramos de los "factores psicosocioculturales del médico que bloquean su propia acción frente al paciente".

Señalamos que el médico es también un sujeto histórico-social cuya formación profesional se encuentra, por un lado, supeditada a las exigencias sociales y, por el otro, a los planteamientos que el sector salud formula a las instituciones formadoras de médicos. Insistimos en que dicha formación deja de lado en la inmensa mayoría de los casos los aspectos sociales que determinan el proceso salud-enfermedad.

De esta forma, las expectativas del estudiante de medicina se ven estimuladas por el predominio del enfoque biologista y de una práctica médica básicamente curativa, individualista y hospitalaria. Se busca estudiar especialidades y superespecialidades que llevan a fragmentar cada vez más el estudio del cuerpo humano sin que se trate de alcanzar una comprensión integral del organismo. Priva el enfoque positivista en la medida que se desintegra el individuo para buscar por separado —en cada parte del territorio corporal— las alteraciones anatómicas y disfunciones que presentan los distintos sistemas, aparatos y órganos.

Al médico se le prepara para enfrentar a un sujeto ahistórico, desvinculado de su realidad social. La manera como se estructura el curriculum de las distintas especialidades —de conformidad con el enfoque biologista predominante— conduce a un conocimiento más profundo de aspectos muy específicos del organismo (exigencia básica de la práctica clínica), pero, a su vez, lleva al médico a una mayor ignorancia respecto del cuerpo humano en su conjunto. Al fragmentarse el organismo para su estudio intensivo también se fragmenta —como dice Jores— la responsabilidad del médico frente al paciente.

Esta situación necesariamente repercute en las ideas, valores y representaciones que el médico tiene sobre el mundo, la sociedad y el individuo. Se crean expectativas y se desarrollan actitudes que reproducen la ideología dominante: el conocimiento es poder y el médico es el que tiene la autoridad en la relación que se establece con el paciente. A éste se le ve en forma subordinada y, por tanto, debe acatar las disposiciones de la autoridad, es decir, del médico. La hegemonía del galeno se manifiesta también con respecto a los demás miembros del equipo de salud.

Se olvida que la atención médica en su sentido más amplio está vinculada a otras prácticas (de enfermería y odontología) y que el personal de laboratorio y gabinete así como el administrativo es fundamental para lograr que la práctica médica sea oportuna y de excelente calidad. Asimismo, se deja de lado el hecho de que para proporcionar una atención médica adecuada se requiere, además del manejo de aparatos e instrumentos y la utilización de pruebas de laboratorio y de gabinete, que el médico se ponga en el lugar del paciente. Es decir, que conozca los factores socioculturales y psicológicos del enfermo a fin de que el médico realmente vea al paciente como un ser humano y social y no a la enfermedad en abstracto.

Para lograr un cambio en la actitud del médico es necesario que éste adquiera plena conciencia de que su práctica es una práctica social históricamente determinada. El médico debe reflexionar que él es también un ser histórico-social y, por lo tanto, su marco sociocultural y psicológico debe adecuarlo al de la población que atiende. De lo contrario corre el riesgo de bloquear su acción como profesional de la medicina y no llegar realmente al paciente. El médico debe convertirse en un excelente comunicador y manejar los aspectos psicológicos en su relación con el paciente para que su acción logre el fin esperado.

28. MEDICINA COMUNITARIA

El modelo biologista que resalta una práctica médica individualista, curativa y hospitalaria no ha contribuido realmente en el mejoramiento de la salud de la población. Su fracaso en este sentido ha sido señalado en distintos foros y por diversas autoridades del sector Salud. Tal hecho ha conducido en nuestro país a partir sobre todo de la década de los setenta a buscar otras alternativas de organización de los servicios médicos que tengan un mayor impacto en la salud de la comunidad. Se trata de evitar con esto imponer modelos únicos de atención médica a los distintos grupos humanos y zonas del país.

La medicina comunitaria, a nivel conceptual y práctico, busca realizar acciones médicas y de otro tipo que tengan impacto en la salud de la comunidad a través de un proceso de inserción en la realidad. Para ello se realizan diagnósticos de la salud de la población haciendo que ésta participe activamente. Con los miembros de la comunidad se plantean y llevan a cabo las acciones tendientes a resolver diversos problemas de salud, prevenir enfermedades y promover la salud de la población. La medicina se convierte en un elemento de cambio social en la medida en que induce a los individuos a organizarse para trabajar conjuntamente con el equipo de salud para elevar su nivel de salud. El proceso salud-enfermedad se concibe como un fenómeno sociohistórico.

Dentro del marco de la medicina comunitaria también se resalta la importancia del trabajo multi e interdisciplinario para plantear los problemas de salud y sus posibles soluciones.

La Escuela Superior de Medicina del Instituto Politécnico Nacional inició a mediados de la década de los setenta, dentro del programa del Servicio Social Rural Regionalizado, el desarrollo de la medicina comunitaria a través de diversos planes. En 1974 se pone en marcha el modelo de medicina comunitaria "San Pedro Xalpa", ubicado en la delegación Azcapotzalco, Distrito Federal. Al año siguiente se pone en marcha en la zona de la sierra del municipio de Las Margaritas, Chiapas, el "Plan Tojolabal", cuyos principales objetivos eran: "Demostrar que la Medicina Comunitaria y la Atención Primaria de la Salud pueden proporcionar atención médica integral a la población marginada; hacer de la medicina comunitaria una ampliación de la práctica médica curativa; demostrar que el servicio social puede y debe ser continuación de la formación del estudiante de medicina y enfermería; demostrar que el servicio social realizado en equipo y aplicado en una zona específica es superior al servicio social individual y realizado en comunidades dispersas" (Miguel Cruz Ruiz y Rebeca Cruz Santacruz, "Servicio Social Rural Regionalizado. Una alternativa para el desarrollo", pp. 179-180).

Las experiencias sistematizadas a lo largo de quince años de trabajo ininterrumpido han permitido avances conceptuales y metodológicos del trabajo comunitario, a fin de lograr los siguientes objetivos:

a) Prestar servicios de medicina integral a comunidades indígenas, coordinando el primero y el segundo niveles de atención.

b) Capacitar agentes de salud comunitarios para que proporcionen educación higiénico-sanitaria y acciones de atención primaria a la salud de sus comunidades.

c) Crear en la zona indígena Tojolabal la infraestructura comunitaria adecuada para capacitar agentes comunitarios, profesionales de la salud y para el funcionamiento de un modelo de atención primaria. (*Ibid.*, pp. 180-181).

En el año de 1980 se creó el "Plan de la Selva", ubicado en la zona selvática del municipio de Las Margaritas, Chiapas; también inició sus actividades el "Plan Maya", ubicado en el estado de Yucatán (*ibid.*).

El desarrollo de programas dentro del marco de la medicina comunitaria no ha estado exento de dificultades como son: "la carencia general de recursos para realizar las actividades profesionales; la apatía de algunas comunidades para realizar el trabajo junto con el equipo de salud; el enfrentamiento cultural pasantes-indígenas; diversas dificultades y situaciones con partidos políticos nacionales y con sectas religiosas extranjeras, que crean confusión y desintegración en las comunidades" (*ibid.*, p. 191).

En una entrevista realizada al doctor Miguel Cruz Ruiz, quien es sin duda una de las personas que más ha contribuido al desarrollo de la medicina comunitaria en el Instituto Politécnico Nacional, dicho profesionista señaló que "la medicina comunitaria ha logrado multiplicar su eficiencia, mediante la organización política y social de la comunidad, haciéndole llegar a ésta los conocimientos en salud y conocimientos agronómicos para incrementar la producción agrícola y crear un fondo de almacenamiento de alimentos. Se busca dentro del proyecto de medicina comunitaria la actividad política y social para transformar la realidad". "La conceptualización de participación activa de la comunidad —dice el doctor Cruz Ruiz— es otro de los elementos básicos de la medicina comunitaria. Implica la discusión colectiva y democrática de los problemas de salud presentados por la comunidad o por el equipo de salud".

El doctor Miguel Cruz Ruiz continúa trabajando en la Escuela Superior de Medicina del IPN en los proyectos de medicina comunitaria. Tales esfuerzos contribuyen sin duda a mostrar las grandes posibilidades que tiene la medicina de convertirse en un verdadero elemento para impulsar el cambio social en las comunidades.

29. HOMEOPATIA, ALTERNATIVA MEDICA

La homeopatía ha adquirido en nuestro país el reconocimiento de amplios sectores de la población —de todos los niveles económicos— por su eficacia para resolver diversos problemas de salud. Sin embargo, la homeopatía, al igual que la medicina tradicional y la acupuntura, ha carecido del apoyo oficial debido a que atenta contra el modelo médico dominante, que se caracteriza por su enfoque biologista y reduccionista y se sustenta en una práctica individual y curativa.

Dicho modelo permite la acumulación capitalista en la industria químico-farmacéutica y de equipo médico que se encuentra dominada por empresas trasnacionales. A éstas poco les importa la salud de la población; les preocupa obtener las máximas ganancias al menor costo posible (ley fundamental del capitalismo) y para lograrlo se necesita que la gente se enferme a fin de que consuma sus productos. Por otro lado, la élite médica que domina la enseñanza y la práctica de la medicina así como funcionarios del sector salud ligados directa o indirectamente a la industria químico-farmacéutica y de equipo médico, defienden el modelo dominante debido a que están en juego posiciones ideológico-políticas y fuertes intereses económicos.

El bajo costo de la medicina homeopática representa un riesgo para la llamada medicina occidental (alopática) que se apoya en una industria que produce fármacos a un precio cada vez más elevado y cuya adquisición queda, por lo tanto, fuera del alcance de amplios sectores de la población. Salvador Allende tenía razón cuando expuso en la ciudad de Guadalajara una verdad que olvida la mayoría de los médicos alópatas: "la salud se compra".

El modelo médico dominante en México no ha podido enfrentar con éxito los problemas de la salud de la población, caracterizados por enfermedades infecciosas y parasitarias (patología de la pobreza) y por padecimientos como la diabetes, hipertensión, enfermedades del corazón y muchas otras que se enmarcan dentro de la llamada patología del desarrollo.

Por esa razón, en el Primer Congreso Nacional de Sociología Médica que organizamos en el Colegio de Sociólogos de México y la Universidad Autónoma Metropolitana, Unidad Xochimilco, los días 25 y 26 de julio de 1985, una de las conclusiones de los profesionales del área de la salud y de las ciencias sociales fue: "una alternativa a fondo para preservar y promover la salud de la población plantea el cambio de las estructuras económicas, políticas y sociales del país. Sin embargo, existen diversas posibilidades coyunturales, como el reconocimiento de las prácticas médicas tradicionales, de la acupuntura y la homeopatía" (*Unomásuno*, 10 de agosto de 1985).

Con respecto a ésta última, sus principios se encuentran expuestos en el *Organón de la medicina* de Samuel C. Federico Hahnemann y los cuales —como señala acertadamente el doctor Armando Real Mena— deben de ser aplicados simultáneamente de manera armónica y no alguno de ellos por separado y menos fraccionado. El doctor Real, en su artículo "Fundamento legal y científico de la homeopatía en México" (revista *Buelna*, UAS, 1984, Núm. 6), analiza los principios expuestos por Hahnemann. Aquí sólo nos referimos a dos: 1. *natura morborum medicatrix*, es decir, la naturaleza curativa de las enfermedades. Este principio "expresa la necesidad de apoyarse en la naturaleza para disipar indisposiciones que pueden confundirse con una enfermedad completamente desarrollada que requiera un tratamiento médico". El *similia simillibus curentur*, este principio significa que lo semejante debe ser curado por lo semejante, o sea "los medicamentos curan en el enfermo aquello que produjeron en el sano", en otros términos: "toda sustancia capaz de producir un conjunto de transtornos patológicos en el organismo relativamente sano del hombre, a dosis masiva, cura los transtornos *análogos* que existen en el organismo enfermo, en dosis mínima conveniente".

La enseñanza práctica de la homeopatía en nuestro país se fundamenta en los principios expuestos por Hahnemann, mismos que han mostrado su validez en el hecho innegable de que personas de todas las clases sociales y de distintas profesiones u oficios recurren a la homeopatía para resolver diversos problemas de salud. Ante la crisis que hoy enfrenta el país, por un lado, y por el otro, debido a la eficacia de la medicina homeopática, ésta representa una verdadera alternativa para resolver numerosas enfermedades.

Por último, deseo sólo mencionar dos cosas más en apoyo a lo que hemos dicho: 1) la homeopatía, contrariamente a la alopatía, enfoca al organismo desde una perspectiva filosófica diferente: concibe al cuerpo humano en forma integral, no lo parcializa, y trata de que el organismo genere las condiciones necesarias para expulsar a los agentes patógenos, y 2) la gente acude cada vez más a la homeopatía para enfrentar diversos problemas de salud, lo cual demuestra sin lugar a dudas la eficacia de dicha medicina contrariamente a lo que señalan sus detractores.

La práctica, base de toda ciencia, permite mostrar objetivamente la verdad de los principios de la homeopatía, sin que por ello desconozcamos los beneficios que aporta la medicina alopática en la lucha permanente que el hombre sostiene contra la enfermedad.

30. SALUD Y POBREZA EN MEXICO. RETOS Y PERSPECTIVAS*

En una época de crisis como la que hoy vive nuestra sociedad resulta estimulante que se organicen reuniones institucionales para discutir cuestiones presentes directa o indirectamente en la problemática de la salud en su relación con la pobreza.

Antes de referirme a dicha relación es necesario darle su lugar a la medicina, pues estamos reunidos en un hospital. Quiero referirme brevemente a la importancia que tiene tanto la investigación en las áreas básicas como aquella que se realiza en la práctica clínica, ya que con frecuencia observamos en nuestra vida cotidiana las bondades de la medicina cuando algún familiar o amigo recupera su salud debido a la intervención oportuna y adecuada del médico.

Lo anterior nos lleva a reconocer la trascendencia de

* Conferencia magistral impartida en la V Reunión de Trabajo Social Médico, efectuada en el Hospital General MANUEL GEA GONZALEZ de la Secretaria de Salud (México), el 22 de mayo de 1997.

su actuación, y de todo el equipo de salud, en la lucha por vencer la enfermedad, evitar secuelas y retrasar la muerte.

Reconocemos también en esta valoración que hacemos de la práctica médica sustentada en la investigación clínica, la dimensión biológica del proceso salud-enfermedad, así como la validez del punto de vista clínico en el diagnóstico y pronóstico de la enfermedad y para prescribir las medidas terapéuticas adecuadas a fin de que el paciente recupere su salud.

Sin duda, la atención médica oportuna y adecuada resulta fundamental para que el enfermo se alivie con mayor rapidez y pueda reincorporarse a sus actividades a la mayor brevedad posible.

El paciente, **de acuerdo con este enfoque**, es visto como un ser individual aislado de su realidad social. Lo que importa aquí es fundamentalmente curar al enfermo. Expongo una experiencia que viví para ilustrar este planteamiento: En junio de 1991 un alto funcionario médico del Instituto Mexicano del Seguro Social (IMSS), el director del Hospital 30, mostró su desacuerdo con algunos de las ideas que expuse en una conferencia impartida a médicos de ese hospital.

Después de que terminé de hablar sobre la problemática social y su influencia en la salud, el director del Hospital 30 del IMSS señaló frente al cuerpo médico de su Unidad, que no estaba de acuerdo en que se les involucrara en los aspectos relativos a la salud a pesar, según dicho directivo, de que hay una Secretaría de Salud y de que se insiste en la participación del médico en actividades que tienen que ver con el mantenimiento de la salud. El médico, según ese funcionario, debe estar orientado hacia el manejo de la enfermedad porque para eso fue preparado y, por lo tanto, todo lo demás sale sobrando.

En nuestra réplica señalamos al director y al cuerpo médico de ese hospital, que la salud y la enfermedad son dos aspectos de un mismo proceso por lo que el médico no puede solamente dedicarse a tratar la enfermedad y descuidar la otra parte básica de la medicina que tiene que ver con la salud y la prevención de enfermedades.

Como anédocta quiero decirles que el día 20 de septiembre de ese año (1991) publicamos en el periódico **Excélsior** un artículo titulado: “Sociedad, proceso salud-enfermedad y práctica médica” con los planteamientos del mencionado director, algunos de los cuales acabamos de exponer.

La llamada de atención hacia ese funcionario por haber hecho tales declaraciones no se hizo esperar por parte de la Subdirección General Médica del IMSS. A la vez, el director del Hospital 30 donde impartí la plática reprendió severamente a la jefa de trabajo social por haberme invitado. Como resultado de mi intervención dejé de recibir invitaciones de ese hospital y perdí la amistad de la trabajadora social.

Sin embargo, dentro del mismo IMSS, al igual que en el ISSSTE o en la SSA, funcionarios de primer nivel han buscado el apoyo de las ciencias sociales para organizar y llevar a cabo diversas acciones para mejorar la atención del paciente.

Esta exigencia de considerar lo social en el análisis del proceso salud-enfermedad está presente en los planes nacionales de desarrollo de los últimos tres presidentes de la República, aunque ninguno de ellos ha llevado a la práctica tal planteamiento.

Las constantes declaraciones de los altos funcionarios del sector salud muestran también esta inquietud por lo social. El día 2 de octubre de 1995, el Dr. José Narro Robles, subsecretario de Salud señaló que "para erradicar la pobreza y lograr la justicia y la igualdad social es esencial, entre otras acciones, el proveer a todos los mexicanos de los servicios de atención primaria a la salud"; (Periódico **La Jornada**, 3 de octubre de 1995, p. 38).

Con el Dr. Narro Robles sostuve una polémica en diciembre de 1983 cuando era director general de salud pública del Departamento del Distrito Federal, la cual relatamos en el capítulo 11 con el propósito de mostrar las diferentes interpretaciones de **lo social** en el análisis del proceso salud-enfermedad. En esa ocasión partimos de marcos teóricos diferentes y, por consiguiente, llegamos a conclusiones opuestas. Mientras nosotros señalamos que la salud de la población se había deteriorado profundamente a consecuencia de la crisis que se inició en 1982, el directivo mencionado concluyó que estaba en desacuerdo con tal planteamiento ya que según su análisis "la salud de la población había mejorado sensiblemente".

Ya en ese entonces era difícil pensar en cumplir con los compromisos contraidos en Alma Ata de lograr la SALUD PARA TODOS EN EL AÑO 2000 y de satisfacer las exigencias señaladas en el artículo 2 de la Ley General de Salud, en el que se precisa que la protección de la salud tiene, entre otras, las siguientes finalidades: "El bienestar físico y mental del hombre, para contribuir al ejercicio pleno de sus capacidades, la prolongación y el mejoramiento de la calidad de la vida humana y el disfrute de los servicios de salud y de asistencia que satisfagan eficaz y oportunamente las necesidades de la población".

Hoy en día la salud de la población continúa deteriorándose a pesar de que según las autoridades gubernamentales los indicadores macroeconómicos han mejorado. Sin embargo, las mismas autoridades reconocen que ello no se ha reflejado en la economía de las familias, y por consecuencia, en la salud de las clases sociales más necesitadas.

La crisis profunda que vive nuestro país no sólo en el plano económico sino también en el ámbito político y social, nos ha llevado a reforzar la importancia de estudiar las variables que tienen que ver con la dinámica de la sociedad para tratar de comprender el surgimiento de los diversos procesos de salud-enfermedad.

La dimensión social empieza a tomarse en cuenta a fin de conocer en forma más objetiva las verdaderas causas por las que se enferman los individuos para contribuir así en la búsqueda de soluciones a los ingentes problemas de salud que padece la población. Se pretende, pues, rebasar los planteamientos exclusivamente biologistas en el análisis del proceso salud-enfermedad para que la atención integral del paciente incluya también la parte social.

La crisis que vive nuestra sociedad desde hace casi 20 años y que alcanzó su máxima expresión durante 1995, ha venido a demostrar una vez más que la medicina por sí sola no es suficiente para enfrentar la enfermedad y preservar la salud de la población. Presenciamos en el momento actual la reaparición de enfermedades que supuestamente estaban erradicadas o controladas.

La patología de la pobreza persiste, y se incrementa la denominada patología del desarrollo, a pesar de los grandes avances de la medicina y de las declaraciones triunfalistas de las autoridades del país que piensan que se está iniciando la recuperación económica del país, cuando la realidad en los barrios, en las escuelas, en las fábricas, en los hospitales, es otra totalmente distinta a la versión oficial. Faltan recursos materiales y humanos para hacer frente a las exigencias y necesidades de la población en materia de salud, de educación, de vivienda, etcétera.

Después de una plática que impartimos a personal de trabajo social del área de prestaciones sociales del IMSS de todo el país (1994), varias de las asistentes al curso organizado por esa institución mostraron su preocupación por el futuro de las prestaciones sociales en el contexto de la seguridad social. La crisis no sólo se refleja en la disminución de tales prestaciones sino también en las de carácter económico y, sin duda, las prestaciones médicas también han resentido los efectos de la crisis.

Hace algunos meses señalaba lo anterior al cuerpo médico del Hospital Regional Primero de Octubre del ISSSTE: La crisis también se presenta en los hospitales de especialidades. Y les relataba a los médicos de ese hospital la experiencia que tuvimos hace ocho años en el Instituto Nacional de Pediatría cuando fuimos invitados a impartir una plática sobre la Investigación en Salud. La organizadora de las Jornadas en ese Instituto me había advertido que era posible que varios médicos se salieran del auditorio cuando empezara a tocar aspectos sociales, pues me decía la persona que me invitó: "Para muchos médicos de este Instituto LO SOCIAL NO EXISTE". Efectivamente, en aquella ocasión lo social no despertó mayor interés en los médicos (véase el capítulo 24).

Sin embargo, con los médicos especialistas del Hospital Primero de Octubre del ISSSTE la situación fue totalmente distinta. Todos se quedaron y hubo mucha participación. Creo que estaban realmente preocupados por la crisis y sus repercusiones en la práctica médica.

Para hablar, por lo tanto, de la atención integral del paciente desde una perspectiva social, debe tomarse en cuenta la realidad donde trabaja y vive la población, incluyendo aquí al equipo de salud.

La problemática social, económica y política que vive

nuestro país rebasa con mucho las estadísticas que presentaba en 1990 el Programa Nacional de Solidaridad (PRONASOL) de Salinas de Gortari: "en el país existen 45 millones de pobres de los cuales 17 millones lo son en grado extremo".

Hoy, la implantación del modelo neoliberal en la economía y en las diversas esferas de la vida social ha hecho que el número de pobres se duplique y que bajo las exigencias de este modelo se les pida a los obreros, a los académicos, a los trabajadores del área de la salud, o sea ustedes, **hacer más con menos recursos**. Esta realidad puede recibir diversos nombres: racionalización de los recursos, planeación científica del trabajo, etcétera. Yo creo que el término más adecuado, aunque asuste a muchos es el de EXPLOTACION DEL TRABAJO ASALARIADO. Esta realidad hoy en día se refleja en el deterioro social, económico, político y moral que vive nuestra sociedad.

Asimismo, se han duplicado los suicidios, al igual que otras patologías de carácter social: prostitución, alcoholismo, explotación de menores, etcétera. Lo que nunca antes había vivido este país: hasta las mujeres de los empresarios que viven en la zona exclusiva de Polanco en esta ciudad y en las zonas residenciales de Monterrey han salido a manifestarse porque la crisis ha afectado las empresas de sus maridos o padres.

Hace algunos años, el 16 de octubre de 1990 para ser exactos, el jefe de los servicios médicos del Hospital Infantil de Morelia expuso, después de que impartimos una conferencia sobre los aspectos sociales del proceso salud-enfermedad al cuerpo médico de ese hospital, la experiencia que vivió al tratar a un niño desnutrido. Sus palabras sonaron fuertes para muchos de los médicos presentes en el auditorio; hoy ya no sonarían tan fuertes después del alzamiento índigena de Chiapas. En aquella ocasión nos relató la experiencia que vivió al tratar a un niño desnutrido. El jefe de servicios médicos de ese hospital de Morelia le pidió a la madre del pequeño que lo alimentara bien y además, llevara a cabo medidas higiénicas para evitar infecciones gastrointestinales. Ante esto, la madre del niño le dijo al médico que carecía de recursos para alimentarlo bien además de que tampoco podía atender las otras indicaciones médicas por no tener los medios necesarios.

El funcionario médico comprendió de golpe, según nos dijo, todo lo que significaba la realidad de la pobreza. ¿Cómo enfrentar esa problemática social?, ¿ De qué forma revelarse contra ella?, y se dijo para sí mientras platicaba con la madre del niño: ¿será necesario acaso tomar una metralleta para resolver el problema de la pobreza? Hoy, sin duda, la situación de pobreza en la que viven muchos de nuestros compatriotas se ha agudizado, lo cual repercute directamente en su salud.

Compañeras trabajadoras sociales: En su práctica diaria en las instituciones en las que laboran observan que las circunstancias sociales adversas que enfrenta la mayoría de la población afecta negativamente su situación de vida en general y de salud en particular.

Todos los días comprueban que la pertenencia a un determinado grupo social repercute en la forma en que se enferman las personas, de qué se enferman y las posibilidades reales de recuperar la salud. Por ello, hablar del proceso salud-enfermedad implica necesariamente referirnos al medio social en el que nacen, viven y trabajan los individuos. Ignorar este planteamiento nos lleva ineluctablemente a tratar la salud y la enfermedad como si fuesen fenómenos aislados del acontecer social y, por lo tanto, a mantener el modelo biologista que refuerza la práctica curativa e individualista, así como el monopolio de la industria químico-farmacéutica y de equipo médico. A esta industria no le interesa la salud de la población pues mientras más enfermos existan habrá mayores posibilidades de aumentar sus ganancias.

La realidad social deteriorada por la crisis representa un alto riesgo para la salud de la población trabajadora ya que persiste la desnutrición y la presencia de enfermedades infecciosas, así como el incremento de aquellas otras consideradas como la patología del desarrollo (las enfermedades crónico-degenerativas). Esta situación que se vive en México, en donde un reducido sector de la población concentra la riqueza mientras que la mayoría vive en la pobreza, cuestiona de entrada las políticas de modernización que se llevan a cabo desde mediados de la década de los ochenta.

El análisis de la problemática de salud de la población debe tomar en cuenta las condiciones sociales en las que viven los distintos grupos, los cuales tienen características socioeconómicas y culturales específicas que influyen en la manera de concebir la salud y la enfermedad. También, como ya se ha dicho, los grupos sociales tienen diferente riesgo de enfermar y morir debido a su distinta ubicación en la estructura de clases. Esto nos permite afirmar que el proceso salud-enfermedad es un fenómeno sociohistórico que asume particularidades específicas en cada grupo, dependiendo de la situación social y familiar en la que los individuos nacen, viven y trabajan.

Hablar de la salud-enfermedad como proceso sociohistórico implica referirnos a la sociedad y a las clases sociales, así como a las relaciones de explotación, a la injusticia y marginación social.

Por ello, no podemos pasar por alto en nuestro análisis

sobre el proceso salud-enfermedad en relación con la pobreza, que la explotación capitalista afecta directamente a millones de trabajadores que generan la riqueza de nuestro país y, paradójicamente, menos disfrutan de ella.

El no asumir una actitud crítica en nuestro medio laboral y social significa hacernos cómplices de las relaciones sociales dominantes, que son relaciones de explotación, las cuales sólo benefician a los grupos hegemónicos que detentan el poder económico y político del país.

Una actitud crítica, comprometida, de todas o de la mayoría de ustedes, permitirá que se conozca de manera más objetiva y precisa las verdaderas causas sociales por las que se enferma la gente y, consecuentemente, participar activamente en la transformación de la realidad social desde sus trincheras, en las instituciones donde trabajan, a fin de construir espacios para que se reconozca la importancia de las ciencias sociales en la formulación de las políticas de salud y en la organización e instrumentación de las diversas acciones orientadas a combatir la enfermedad y fomentar la salud.

La lucha contra la enfermedad y por el mejoramiento de la salud de nuestra población no solamente debe darse en las instituciones donde ustedes prestan sus servicios, estimadas compañeras y compañeros de trabajo social. En la lucha debe participar también la población en general y tiene que darse esa lucha en la familia, la escuela, el barrio, así como en las fábricas, las oficinas y el campo.

Para que la lucha se sustente en bases científicas tenemos que realizar investigaciones que sirvan para superar la improvisación y las acciones espontaneístas y pragmáticas que sólo permiten resolver problemas inmediatos. Para que la profesión de trabajo social trascienda realmente debemos ver más allá de la diaria, absorbente, en la que vivimos a diario.

Aquí, con ustedes, hago esta exhortación con mayor énfasis porque sé de su interés por contribuir a que se reconozca plenamente la importancia del trabajo social en la dirección, planeación y organización de las actividades institucionales.

Por ello, para comprender cabalmente la dinámica del proceso salud-enfermedad desde una perspectiva sociohistórica, tenemos que analizar no sólo la historia natural de la enfermedad, sino conocer a fondo LA HISTORIA SOCIAL DEL ENFERMO. Este planteamiento nos conduce a formular un supuesto: los individuos no son seres abstractos, aislados de su acontecer social, sino sujetos sociohistóricos que pertenecen a una determinada clase social y, consecuentemente, poseen características socioeconómicas y culturales específicas.

Con base en este planteamiento, podemos señalar que las personas se enferman bajo determinadas circunstancias sociales, mismas que difieren de un grupo social a otro.

También las posibilidades de mantener su salud se encuentran condicionadas por su posición de clase, es decir, por su pertenencia a un grupo social específico. De acuerdo con esto, tienen más posibilidades de no enfermarse o de recuperar su salud las personas que poseen mejores condiciones socioeconómicas, mientras que la inmensa mayoría de la población carece de un nivel de vida adecuado y, por lo tanto, sufre mayores daños en su salud.

Las investigaciones sociomédicas que hemos realizado nos han llevado a formular el siguiente planteamiento de la sociología dc la salud, que resume lo antes dicho: Según sea el grupo social al que se pertenezca, es decir, según sean las condiciones materiales de vida y de trabajo de los individuos, será la forma como se enferman, de qué se enferman, la gravedad y frecuencia de los padecimientos, el acceso real a los servicios médicos, sus posibilidades de prevenir la enfermedad y promover la salud, y de qué mueren los individuos.

De acuerdo con lo expuesto, para proporcionar una atención integral al paciente no puede ignorarse la dimensión social, es decir, la realidad socioeconómica tanto del enfermo como de quienes pueden impartirla, me refiero al equipo de salud, es decir, los médicos, enfermeras, trabajadoras sociales, psicólogos, etcétera.

No puede hablarse por ello de una atención integral del paciente desde una perspectiva sociológica si no se toma en cuenta que tanto el paciente como los miembros del equipo de salud enfrentan las exigencias del modelo neoliberal que no sólo se encuentra en las fabricas, sino está presente en las oficinas, en las escuelas, en los hospitales. Este modelo busca obtener el mayor rendimiento sin importar las consecuencias sociales y físicas que puede ocasionar en el individuo y en el conjunto de la sociedad.

El modelo neoliberal ha sido criticado en la conferencia del Episcopado Latinoamericano (CELAM) en 1992. En ella se concluyó: "Algunos gobiernos han obtenido resultados macroeconómicos significativos pero el elevado costo social de estas medidas ha recaído principalmente en las clases populares", en clara alusión a los triunfos del salinismo que deslumbraron a gran parte no sólo de la clase política y empresarial del país, sino a amplios sectores de la población.

La realidad se encargó de mostrar que esos resultados a nivel macroeconómico no se traducían en bienestar en el seno familiar. Entonces la crisis fue claramente visible para muchos de los que se dejaron engañar por los publicitados triunfos del salinismo al estallar el conflico chiapaneco el 1 de enero de 1994. No estábamos como pensaban nuestros gobernantes en la antesala del primer mundo, sino seguíamos en el tercer mundo, mientras que otros sectores de la población, los índigenas, campesinos y obreros marginados, ni siquiera formaban parte real de ese tercer mundo.

En los primeros años del salinismo se les olvidó a muchas personas, o se les obligó a olvidar, que en nuestro país había clases sociales ("Solidaridad: unidos para progresar"). El discurso oficial iba en un sentido mientras que la realidad social había tomado otro rumbo.

Ustedes, compañeras trabajadoras sociales que laboran en instituciones de servicios médicos, en su quehacer cotidiano viven la problemática social de los pacientes y sus familiares. Su práctica diaria les ha llevado, estoy seguro, a la conclusión de que no basta la mejor atención médica que se pueda proporcionar si las condiciones de vida y de trabajo de la población se encuentran deterioradas.

La supuesta modernización del país no se ha dado como se esperaba; sólo algunos sectores de la economía, los que tienen suficiente capacidad financiera para renovar su planta productiva han podido hacer frente a la crisis. Pero estas empresas representan menos del cinco por ciento del total de la industria instalada en el país, y son compañías, casi todas, trasnacionales. Habría, pues, que preguntarse sobre el sentido de la modernización de las estructuras sociales, económicas y políticas del país. ¿Es una modernización democrática, es decir, en la que participan realmente los diferentes actores sociales de nuestra realidad nacional, regional y local? o, ¿es una modernización de carácter autoritario, es decir impuesta desde arriba por quienes tienen el poder, para consolidar un proyecto de nación que hasta ahora sólo satisface los intereses de los grupos que representan? ¿De qué tipo de modernización estamos hablando? ¿A quién beneficia?, ¿Cómo participa la población, si es que participa en este proceso de modernización?, ¿ESTA MODERNIZACION DE LAS ESTRUCTURAS ECONOMICAS DEL PAIS LO QUE PRETENDE REALMENTE ES OBTENER PARA LA CLASE CAPITALISTA UN MAYOR BENEFICIO A COSTA DE LA SALUD DE LA POBLACION TRABAJADORA, SIN IMPORTAR LAS CONSECUENCIAS SOCIALES?

¿Puede hablarse de la modernización del país cuando las estructuras de poder permanecen inalterables desde hace varias décadas, lo cual sólo beneficia a quienes tienen el poder económico y político? En fin, muchas preguntas podemos formular aquí. Las respuestas no son fáciles de dar pues la realidad social es demasiado compleja para quedarnos con explicaciones simplistas.

Este panorama que acabamos de presentar puede resultar pesimista para muchos; yo lo considero optimista porque la realidad nos ha obligado a muchos a hacer válidas las palabras de José Martí, hombre de América, prócer cubano: El primer deber de todo hombre, de toda mujer, es pensar por sí mismo. Es decir, tenemos que asumir nuestra responsabilidad para que cada uno de nosotros, en las oficinas, en las aulas, en los hospitales participemos en la construcción de la historia social de este país y que no se nos imponga un modelo económico que sólo busca optimizar recursos a costa de la salud de los trabajadores, sin importar las consecuencias sociales.

Sin duda, las trabajadoras sociales, las enfermeras, los psicólogos, los antropólogos y sociólogos, entre otros profesionales, pueden brindar aportaciones interesantes para que sean analizadas a fin de incorporar aquellos planteamientos válidos con el propósito de que la atención integral del paciente, de acuerdo con lo que hemos expuesto, sea una realidad cotidiana.

Para terminar quiero decirles que la lucha en la línea que propongo no será fácil pues rebasa con mucho nuestra formación profesional y se inserta en otros campos para muchos desconocidos o poco atractivos para su desarrollo y prestigio profesional.

Ya lo reconocía José Martí cuando a finales del siglo pasado visitó al General Máximo Gómez para ofrecerle la jefatura del movimiento de liberación de Cuba: "Lo único que puedo ofrecerle es el placer del sacrificio y muy probablemente la ingratitud de los hombres". Y el General Máximo Gómez aceptó su responsabilidad histórica. Toca a nosotros decidirnos a cambiar este país, cada quien en su trinchera, para que realmente la medicina como decía Salvador Allende en 1972 en la ciudad de Guadalajara, llegue a las barriadas, a los campesinos, y contribuya a mejorar significativamente la vida de la población.

APENDICES

FUNDAMENTO LEGAL Y CIENTIFICO DE LA HOMEOPATIA EN MEXICO

Armando Mario Real Mena

"La única y elevada misión del médico es la de restablecer la salud en los enfermos, que es lo que se llama curar".

Hahnemann

Tres decretos presidenciales de carácter legislativo y que hasta la fecha no han sido abolidos, son el fundamento legal de la enseñanza y práctica de la homeopatía, medicina integral con investigación clínica y científica, en sus diferentes aspectos con una labor médico-social, de eficiencia y tradición histórica mundial y nacional.

La formación educativa de médicos homeópatas cirujanos y parteros, es con iguales obligaciones y derechos que corresponden a todo el egresado de cualquier institución médico-educativa, universitaria u oficial.

Muchas personas, médicos tradicionales alópatas, y no pocos funcionarios de salubridad, viven en el error creyendo que la homeopatía en México cuenta sólo con el amparo de la libertad de profesiones consagrado en el artículo 5o. constitucional. Así los enemigos del método científico de Hahnemann creyeron que reglamentando este artículo, los homeópatas, los institutos y escuelas de formación médico-homeópata, laboratorios, farmacias, consultorios y hospitales homeopáticos desaparecerían y podrían ser perseguidos como charlatanes.

La homeopatía es una doctrina filosófica y todo un método curativo, con base científica, que ha sido reconocido por el Estado en vista de las pruebas a que ha sido sometido desde el año de 1895, en el cual se creó la Facultad Nacional Homeopática, expidiendo títulos legales por conducto de la Secretaría de Gobernación. Se ratificó su legalidad en el gobierno del general Plutarco Elías Calles en el año de 1928, confiándole a la Secretaría de Educación Pública su vigilancia tanto de la escuela como la titulación legal de los homeópatas egresados de la Facultad de Altos Estudios de la Universidad Nacional.

Estas leyes expedidas constitucionalmente, sostienen legalmente a la homeopatía, y la Ley General de Salud que entrará en vigor el mes de julio de 1984, no modificará el ejercicio de la Medicina Homeopática, ni pondrá fuera de la ley a laboratorios, farmacias, consultorios, hospitales y escuelas homeopáticas.

Cabe preguntarse, si primero son las leyes y después los reglamentos, o éstos deben pasar por encima de las primeras. Porque en México, parece que las cosas se hacen de acuerdo con los intereses ocultos y no la limpia ejecución de las leyes. Así con esta idea en la cabeza, el sector profesional de médicos alópatas ha sido el que con más tesón pide la reglamentación profesional, sin tomar en cuenta ni los decretos que se suponen están por encima de cualquier reglamento, ni promover la consulta del gremio Homeopático, el cual expondría sus fundamentos, como en periodos anteriores lo ha sabido hacer a la luz de la ciencia y la filosofía que la sustenta, y los volvería a dar, tanto a nivel individual y por organismos (Asociaciones Médico-Homeópatas, e incluso Federación de Asociaciones). Y por qué no mencionar que en la elaboración, discusión y aprobación de la Ley General de Salud se pasó por encima de decenas de miles de benefactores, que por muchos años y hasta por varias generaciones han resuelto su problema de salud con el método de Hahnemann, la Homeopatía.

Tamaño error, que constituye un absurdo y una injusticia, se desvanece con el simple hecho de enterarse sin prejuicio de los decretos antes mencionados y documentarse sobre las bases científicas de la Homeopatía, así como escuchar a aquellos médicos maestros que saben exponer la doctrina filosófica y lo relativo a su historia y ejercicio tanto en nuestro país como en el extranjero dado que en los países más avanzados se ejerce desde hace más de cien años.

No sería nuevo dar a conocer la fundamentación o bases científicas de la medicina homeopática, de esto se ha escrito hasta el cansancio como material didáctico y por distintos maestros de la homeopatía en Inglaterra, Francia, España, Alemania, Italia, por mencionar algunos países. En América, desde Estados Unidos hasta Argentina, y lógicamente en México, que por cierto, fue el primer país que le dio legalidad oficial a la homeopatía.

La Medicina, ¿es una ciencia? Sí, yo soy una ciencia, dice la *Homeopatía.* Y tiene razón: pues tiene todas las condiciones requeridas para constituir una ciencia.

Toda ciencia tiene dos fases: una objetiva y otra subjetiva. La primera, es la parte positiva; la segunda, la hipotética. La primera presenta fenómenos constantes y verificables, porque se producen bajo la influencia de una ley fija. La segunda tiene fuertes recursos para convertirse en razón de esta ley, en una hipótesis más o menos probable, más o menos verificable. Tanto ley como la hipótesis, una vez admitidas, presiden cada una la génesis de todos los principios secundarios. Toda ciencia que no tiene un principio pivote alrededor del cual gravitan los principios secundarios, no es una ciencia constituida. Toda ley, toda hipótesis que no puede explicar la razón de los fenómenos que preside, no es una ley fundamental, no es una hipótesis fundamental.

En el dominio de la medicina, esta ley, es el método experimental; la hipótesis es el dinamismo vital.

Ahora bien, la ciencia moderna reconoce a la homeopatía el derecho de probar todos sus asertos.

La experimentación pura en el hombre sano, es el estudio analítico de los medicamentos en el hombre sano. La experimentación produce hechos constantes cuando se requiere. Para ella, la naturaleza no puede guardar secretos: la experimentación la obliga a hablar, siempre según la verdad: sus efectos son constantes y precisos.

Frente a la experimentación se coloca la experiencia. La experiencia es el complemento, el control de la experimentación. La experimentación estudia el medicamento; la experiencia aplica al enfermo y el medicamento se convierte entonces en remedio.

Llegamos así a la segunda fase de esta ciencia, la pivotal, el dinamismo vital o dicho de otra manera, el vitalismo es tomado como una hipótesis y ¿qué es una hipótesis? Es una suposición que hace el elemento subjetivo humano para poder explicar ciertos fenómenos donde la razón es impotente aun para conocer el secreto. Así la razón se sirve de la hipótesis para sondear lo imposible, como la vista se sirve del microscopio para leer en el micromundo y el telescopio para leer el macromundo. Así, las hipótesis son inverificables, ya que al verificarse deja de ser tal. Pero sí sirve para querer comprender la razón íntima de las causas. Y sólo el positivismo quiere a toda costa verificar las aseveraciones hipotéticas antes de admitirlas; así el dinamismo vital es una hipótesis de este género.

¿Y la homeopatía se sustenta como ciencia sólo con la experimentación pura, en el hombre sano y el vitalismo? De ninguna manera, sólo que se enuncian antes de llegar a otros principios —por la importancia que tienen para dar base a su doctrina y el inicio del descubrimiento de la ley de lo semejante— piedras angulares de la homeopatía, es decir que ningún elemento en sí es completo. El conjunto de principios constituyen la doctrina:

— natura morborum medicatrix
— similia simillibus curentur
— experimentación pura
— individualidad morbosa
— individualidad medicamentosa
— dinamismo vital
— dosis mínima
— miasmas

Con la individualización del dinamismo miasmático Hahnemann descubre al hombre (entero) y a través del hecho experimental individualiza el remedio dinámico que corresponde a las modulaciones miasmáticas del hombre en su integridad psicofísica.

Todos los principios de la homeopatía se encuentran expuestos de manera implícita en el *Organón de la medicina* de Samuel Cristiano Federico Hahnemann Spies y los cuales deben ser aplicados simultáneamente de manera armónica y no algunos de ellos por separado y menos fraccionado.

Así Hahnemann habla implícitamente del *natura morborum medicatrix*, es decir: la naturaleza curativa de las enfermedades en el parágrafo 150 del *Organón*, en el cual expresa la necesidad de apoyarse en la naturaleza para disipar indisposiciones que pueden confundirse con una enfermedad completamente desarrollada que requiera un tratamiento médico. Este principio lo desarrolla Hahnemann de las observaciones de Hipócrates (padre de la medicina).

¿Y qué significa el principio y *ley similia similibus curentur?* Que lo *Semejante debe ser curado por lo semejante* también conocida por la ley de similitud o semejanza. Es la segunda de ocho leyes y principios naturales que conforman el método hahnemanniano de curar y sobre ellas la homeopatía fundamenta su filosofía, su doctrina, es decir sus bases científicas. La ley de similitud asienta que los síntomas que experimentalmente fueron producidos en personas sanas por sustancias de origen vegetal, animal o mineral, servirán para seleccionar el medicamento con síntomas semejantes a aquéllos que presenta el enfermo.

Los medicamentos curan en el enfermo aquello que produjeron en el sano, esta es la ley de analogía, similitud o semejanza y, para decirlo en latín como lo escribiera Hahnemann es: *similia similibus curantur.* Por falta de espacio no se puede desarrollar el principio de similitud como precepto universal, el cual está completamente comprobado como ley. Veamos: "Toda sustancia capaz de producir un conjunto de trastornos patológicos en el organismo relativamente sano del hombre, a dosis masiva, cura los trastornos *análogos* que existen en el organismo enfermo, en dosis mínima conveniente". Esta expresión aunque no muy explícita para quienes no tienen conocimientos de homeopatía, sí cumple de manera más completa con la definición de ley, ya que expone todas las condiciones invariables y constantes necesarias para que el fenómeno terapéutico se produzca. Así queda demostrado que el precepto de semejanza es Ley universal, natural, Físico-Química-Biológica y Terapéutica, Etica y Sociológica.

En un principio, hablé del método experimental, aunque hay que entender que la *experimentación pura* siguiente ley de la homeopatía es un corolario de la anterior, que dice: "...que una sustancia cura, en determinadas concentraciones, lo que ella misma produce en otras concentraciones mayores" y para saber lo que produce hay necesidad de experimentar con esa sustancia, y como se busca lo que produce en el organismo del ser humano, por ello hay que experimentar precisamente en el hombre y precisamente en su estado relativamente sano, así están dadas las geniales consideraciones del doctor Hahnemann cuando tuvo la idea de experimentar en el hombre, como único medio de poder aplicar, racionalmente, la ley de semejantes y esta idea la inicia experimentando en su organismo corriendo los riesgos de su propia salud, con lo cual dio nacimiento no sólo a la experimentación pura, sino que además a las patogenesias que en volumen se conocen como la *materia médica homeopática*. En términos de la ciencia moderna se puede decir: "experimentación pura es la investigación de las propiedades reactivas de diversas sustancias, en el organismo relativamente sano del hombre".

La individualidad morbosa, es el conjunto de síntomas que aporta el paciente y se complementan con la exploración que el médico homeópata practica al enfermo, motivados por el desequilibrio de su fuerza vital. El doctor Mendiola Quezada señala que "La individualidad morbosa es el estado propio de cada individuo enfermo o sea el enfermo por tratar", o sea, en ambos casos se trata de decir patología de la totalidad o de la persona humana y para una prescripción homeopática se considera además: el terreno, la constitución, el temperamento y el tipo o más concretamente: el personoide miasmático del sujeto a tratar.

Al hablar de la experimentación pura de acuerdo a las reglas establecidas dejé asentado la recopilación de la totalidad de síntomas que en conjunto damos por llamar materia médica homeopática, esta totalidad de síntomas que se obtienen de cada droga a experimentar es precisamente la *individualidad medicamentosa* que de acuerdo a la ley de la semejanza, se aplica al enfermo.

Expresado a la manera del doctor Mendiola Quezada sería que "cada individuo enfermo tiene su medicamento semejante y buscar semejanza (el Simillimum) es la tarea propia del médico homeópata". Aplicar la ley de los semejantes o la ecuación terapéutica: Individualidad Morbosa = Individualidad Medicamentosa.
Individuo Enfermo = Medicamento Simillimum.
Síntomas de la enfermedad = Fenómenos obtenidos en la experimentación pura o su equivalente:

Entidad Nosológica propia = Patogenesia

Algo quedó expresado en un principio del *dinamismo vital*, principio básico el cual sería todo un tema a tratar por separado, puesto que es la base de toda la doctrina homeopática por estar relacionado con la concatenación universal y el hombre, como dice el doctor Proceso Sánchez O., y que tiene que ver con la conformación del hombre, su *energía*, sus *actos volitivos*, su *entendimiento*, *afecto*, *amor* que son energías inherentes al hombre y de las cuales está conformado y por ello es capaz de constituir la ciencia, el arte, etcétera. El *enojo*, la *ternura*, *depresión*, *tristeza*, la misma existencia, lo más interno del ser como sujeto, la energía más sutil, todo ello es nuestro dinamismo (energía pura). Nuestras sustancias —dice el doctor James Tyler Kent, en su filosofía homeopática—, son algo dinámico, lo sentimos pero no lo vemos y cuando se desequilibra nos enfermamos, nos opacamos, esta fuerza o dinamismo vital está en cada glóbulo, en cada célula, en cada celdilla de nuestro ser, es nuestra esencia. Nosotros no tenemos nada que ver con ese dinamismo, pero sí con la fuerza vital. Así, cuando el hombre enferma es que la fuerza actuante no funciona en esa celdilla, en ese glóbulo, en esa célula y por ello hay un desequilibrio, el cual crea campo propicio a la llamada patogenesia, a la cual hay que oponerle una fuerza dinámica medicamentosa, una vez estableciendo el *simillibus* por medio de la ley de los semejantes para desatar una reacción en cadena y tratar de equilibrar la fuerza vital con la energía dinámica medicamentosa.

Actualmente, este principio básico de la homeopatía se omite intencionalmente en la Escuela Nacional de Medicina y Homeopatía (actualmente lleva el nombre de Escuela Superior de Medicina y Homeopatía) por considerarlo metafísico y, por lo tanto, indemostrable por ahora; sin entender su contenido hipotético y necesario.

En cuanto a la *dósis mínima*, Hahnemann llegó a utilizar la sexagésima potencia y aún más allá a estas dosis se les llama infinitesimales, las cuales, pueden ser utilizadas, correspondiendo al *simillimum* para obtener el acierto en la curación. Al respecto, Hahnemann dice en el *Organón* que la elección de las dosis deberá determinarse por las experiencias puras y observaciones exactas.

Nadie desconoce que desde los tiempos del grano, gramo, miligramo, picogramo, hasta el fentogramo según los adelantos que se registran en otras ciencias y técnicas se van encontrando maneras que gradualmente van reconociendo las dosis infinitesimales, o *dosis mínimas* de los medicamentos homeopáticos, se avanzó con el número de Avogadro, constante física que fija el límite de la subdivisión de la materia molecular y que permite reconocer la dinamización o atenuación 24 x o 12c (equivalente a 1/10) pero las investigaciones no quedan sólo en el Avogadro y conforme se progresa en otras ciencias la homeopatía va alcanzando mayor reconocimiento científico. Así se ha confirmado que sustancias ponderables con masa apreciable, ya no son tóxicas y sí evidentemente curativas. Así fue como Hahnemann en sus últimos años de vida deja establecidas en el *Organón*, dosis llamadas LM (cincuenta mil), y más aún, las cuales no pueden constatar su existencia molecular de sustancia y sin embargo, en la clínica se puede admirar la curación, es decir, la demostración de la capacidad curativa de estas potencias a pesar de que desde el punto de vista físico-químico-biológico, la ciencia en general se encuentra atrasadísima para estar a la par de las necesidades actuales o mejor dicho al avance de la homeopatía y coadyuven a su mejor demostración, no cabe duda que el maestro Hahnemann con el descubrimiento de la homeopatía puso en evidencia el gran atraso del hombre no sólo en la ciencia médica, sino en todo su conjunto. Ya suenan otros métodos capaces de comprobar el probable estado físico del medicamento homeopático: gases perfectos, estado gaseoso (Leyes de Boyle y Mariotte), Avogadro que ya mencioné y Ampere, energía cinética (Claussius), etcétera, y la promesa queda planteada, las potencias o diluciones que sobrepasan en la actualidad el número de Avogadro, se estudiarán a su tiempo, por hoy la clínica sigue respondiendo con éxito.

La obra de Hahnemann fue enorme, entre libros escritos y traducciones llegó a 109 y se dicen fácil, entre ellas 6 tomos de su *Materia Médica Pura* (así llamada la recopilación de la experimentación de un número considerable de drogas en el hombre); el *Organón de la Medicina* (tratado de teoría y práctica de la medicina homeopática) y *Doctrina y tratamiento homeopático de las enfermedades crónicas*. Es en esta última obra en la que el maestro Hahnemann nos legó su teoría de los *Miasmas*.

A "miasmas" Hahnemann se refiere en sinonimía a "enfermedades crónicas" aunque en ninguna de sus obras dejó una definición, pero que en la actualidad médica-homeopática esta palabra es y seguirá siendo de gran significado aunque en los diccionarios no sea así. Cada actividad tiene su propio lexicón —dice el doctor David Flores Toledo— y continúa: "En mecánica por ejemplo, poñín es un engrane y no el fruto de una pinácea". Miasma es el "estado morboso constitucional provocado por las supresiones arbitrarias y antinaturales de las enfermedades agudas y el dinamismo mórbido que procede del mismo". Así lo define el doctor Proceso Sánchez.

El *Organón* versa sobre los principios generales y las bases teóricas de la homeopatía; pero el tratado en las enfermedades crónicas, constituye el complemento necesario al primero. Valiosos comentarios a esta obra nos ha legado el doctor David Flores Toledo, en su traducción del francés al español en la edición de 1979 de la Biblioteca de Homeopatía de México, por el doctor Eulalio Darío Flores.

Si el doctor Kent expuso magistralmente el *Organón* en su libro *Filosofía Homeopática*, el doctor Proceso Sánchez O., en sus apuntes sobre los miasmas, hace una contribución necesarísima para la comprensión de lo que Hahnemann quiso decir en su doctrina miasmática y que incomprensiblemente se ha querido ocultar por el hibridismo de la medicina que se imparte a nivel oficial.

"Comprender lo miasmático —dice el doctor Proceso— es a nuestro juicio la máxima dedicación que compete al médico, porque involucra sencillamente la máxima comprensión de lo humano; tanto en todas sus cualidades que tienden a hacerle persistir y a realizarse plenamente, como la de todos sus lastres, sus fallas, que tienden a impedírselo".

En el parágrafo 204 del *Organón*, Hahnemann dice: "Si se exceptúan los males crónicos, sufrimientos y enfermedades que dependen de la insalubridad del género de vida habitual y también las innumerables enfermedades medicamentosas producidas por el irracional, persistente, fatigante y pernicioso tratamiento de los médicos de la antigua escuela (Hahnemann se refiere a los médicos alópatas), en enfermedades a menudo de carácter trivial, la mayor parte de las enfermedades que queda, resulta del desarrollo de estos tres miasmas crónicos, sífilis interna, sicosis interna, pero principalmente y en una proporción infinitamente mayor, la psora interna. Cada una de estas tres infecciones estaba ya en posesión de todo el organismo y le ha invadido en todas direcciones antes de que apareciera el síntoma local primario y sustituto de que cada una de ellas (de la psora, la erupción sarnosa, de la sífilis, el chancro o el bubón y de la sicosis, los condilomas) que impiden su expulsión. Estas enfermedades crónicas miasmáticas si se les priva de su síntoma local, están destinadas inevitablemente por la naturaleza poderosa, tarde o temprano a desarrollarse y a estallar, propagando de esta manera, todas las maneras innominadas, el número increíble de enfermedades crónicas que han infestado a la humanidad por cientos y millares de años, ninguna de las cuales hubiese existido si los médicos hubiesen procurado de una manera racional curar radicalmente estos tres miasmas, sin emplear, remedios locales para sus síntomas externos correspondientes, confiando solamente en los remedios homeopáticos internos apropiados para cada uno de ellos".

"Es el concepto de diátesis o discrasia o de patología constitucional, el que persiste en la concepción genial de Hahnemann, respecto de los miasmas crónicos", dice el doctor Proceso Sánchez.

Imposible abarcar en un artículo semejante teoría, pero no justificaría pasar de lado la profundidad y alcance causal que el fundador dio al término *miasma* en época en que la bacteriología aún no existía.

En la actualidad, la cirugía, como algunas otras terapias, no son ni homeopatía ni alopatía, sino una terapéutica que puede convenir su uso en ambas disciplinas y la homeopatía puede ser útil en el preoperatorio y en el postoperatorio.

Ante la breve exposición de la legalidad jurídica y bases científicas de la Homeopatía en México, se requiere la comprensión de autoridades correspondientes para que se ratifique con hechos la garantía en el ejercicio profesional de la homeopatía como rama de la medicina, en la preparación de sus medicamentos, y en la prestación médica para una adecuada prestación social y considerar:

— La creación de clínicas médico-homeopáticas en lugares de demanda.
— Incorporar consultorios homeópatas dentro del Instituto de Seguridad Social al Servicio de los Trabajadores del Estado (ISSSTE) y el Instituto Mexicano del Seguro Social (IMSS) en toda la República.
— Creación de un Centro Nacional de Investigaciones Homeopáticas.
— Tomar en consideración la opinión del gremio homeópata para cualquier resolución de su incunvencia.
— Considerar a la Homeopatía como le corresponde en la "Ley General de la Salud".
— Impartir la homeopatía en los centros de estudios tanto oficiales como particulares, de acuerdo a los principios de Hahnemann.
— Abrir todos los medios de difusión para garantizar la divulgación de la medicina homeopática.
— Garantizar la impresión de textos médico-homeopáticos a precios accesibles a la población estudiantil.

De cualquier forma el médico homeópata estará dispuesto a continuar con su cometido histórico de estar siempre al lado del ser humano que requiera de su bondad para ayudarlo a bien nacer, a bien vivir y a bien morir, verdadero cometido del médico homeópata, apóstol del maestro Hahnemann.

A fines del año de 1983 en declaraciones hechas al diario *unomásuno* por un vocero de la comisión prodefensa de la homeopatía, se expuso la tendencia a desaparecer la medicina homeopática en México. Desde

1973 se ha sucedido esta tendencia, tenemos pruebas —dijo el vocero—. Ejemplo de lo anterior; el anuncio hecho por el director del Hospital Nacional Homeopático, doctor Pedroza Aguayo, que a partir del 22 de noviembre de 1983, cambiaría de nombre este hospital, llamándose Hospital General Ignacio Fernández de Lara (por cierto insigne maestro de la homeopatía en México); evitándonos las aulas del hospital y una serie de medidas tendientes a transformar el contenido del mismo. Ante estos y otros acontecimientos se realizaron movilizaciones al Palacio Nacional, a la Secretaría de Salubridad y encuentro con el diputado Amador Izundegui y con el doctor Roberto Chávez Olguín, director de la Escuela Nacional de Medicina y Homeopatía, hoy también cambiado su nombre por Escuela Superior de Medicina y Homeopatía. Estudiantes de esta escuela y de la Libre de Homeopatía, médicos, algunos internos y pacientes realizaron marchas, las cuales sirvieron de presión para lograr que se aceptara discutir las modificaciones en la Cámara de Diputados.

Ante la ola de opiniones tendenciosas publicadas en varios diarios capitalinos, se trató de esconder la verdadera causa, la cual jamás se expresó por las autoridades correspondientes, fue fácilmente interpretada por la comunidad homeopática: los intereses transnacionales de la industria farmacéutica de patente, los intermediarios minimonopólicos de farmacias y la necesidad para las autoridades de reducir el número de médicos, sacrificando a los homeópatas, cuando es bien sabida la urgente necesidad de cientos de médicos homeópatas ante la enorme demanda de sus servicios. Es efectiva y accesible a las clases con menos recursos económicos, siendo la única alternativa ante la escalada de los precios y en especial de los servicios médicos.

Nuevamente como antaño, la movilización oportuna permitió que las autoridades de la Secretaría de Salubridad y Asistencia, hicieran pública la negativa de prohibir la homeopatía en México, por medio de la prensa nacional del día 7 de diciembre de 1983.

Un sello que dice Secretaría de Salubridad y Asistencia (SSA) a la Opinión Pública:

"Con respecto a algunas informaciones surgidas durante los últimos días en relación con la práctica de la medicina homeopática, la Secretaría de Salubridad y Asistencia se permite hacer las siguientes precisiones:

1. La iniciativa de Ley General de Salud, que de ser aprobada reglamentaría el Derecho a la Protección de la Salud, no modifica el ejercicio de la Medicina Homeopática, ni lo que se refiere a la elaboración, comercialización y control de los productos homeopáticos, con respecto a lo que en la actualidad establece el Código Sanitario en vigor.

2. En virtud de lo anterior, se puede señalar que aquellos profesionales y establecimientos relacionados con la homeopatía que cumplan con los requerimientos especificados en la legislación respectiva, contarán con el reconocimiento y la protección de nuestro régimen jurídico.

3. La Secretaría de Salubridad y Asistencia, a través de sus unidades administrativas ejerce, y continuará ejerciendo el control sanitario de los productos homeopáticos conforme a lo establecido en el Reglamento Interior de la misma.

Es pertinente hacer notar que a la fecha, la Secretaría de Salubridad y Asistencia otorga y continuará haciéndolo en los casos que así proceda, las licencias sanitarias que se expiden para el funcionamiento de las unidades médicas, las farmacias y los almacenes de acondicionamiento de productos homeopáticos existentes y de aquellos que se deseen establecer.

4. Dentro de las unidades aplicativas de la propia Secretaría se cuenta con el Hospital Nacional Homeopático que cumple funciones fundamentalmente asistenciales y de docencia. Es interés de las autoridades que estas funciones se cumplan a plena satisfacción.

5. La Secretaría de Salubridad y Asistencia ha informado debidamente a grupos de estudiantes y profesionales relacionados con la homeopatía de todo lo anterior y puede concluirse que, tanto la población usuaria de los servicios homeopáticos, como el personal que practica esta disciplina y los recursos humanos en formación, pueden tener la convicción de que las autoridades de la Secretaría de Salubridad y Asistencia y la iniciativa de Ley General de Salud no pretenden prohibir ni limitar la formación de médicos homeópatas, el ejercicio de la homeopatía o la elaboración, distribución o venta de los productos homeopáticos".

La lucha no ha terminado, mientras exista esa tendencia de desaparecer gradualmente y a largo plazo la práctica de la homeopatía en nuestro país. La defensa a ésta no sólo debe ser por los homeópatas, también deben integrarse a esta resistencia razonada, todos aquellos científicos mexicanos no comprometidos, estudiantes y profesionales de la medicina, cual sea su especialidad, siempre y cuando sean honestos para comprender la necesidad de esta joven disciplina médica de existir y desarrollarse.

Tomado de la revista Buelna, No. 6, Universidad Autónoma de Sinaloa, 1984.

UNA EXPERIENCIA DE TANTAS. UN CASO COMO MUCHOS

DRA. SOFIA VILLA CONTRERAS
MEDICA DEL INSTITUTO MEXICANO DEL SEGURO SOCIAL

Nuestra inquietud es presentar aquí una de las tantas experiencias que tuvimos durante el tiempo que trabajamos con solidariohabientes (Programa IMSS-COPLAMAR).

Se trata de una paciente de un año de edad cuyos familiares demandaban consulta médica frecuentemente (una o dos veces por semana), cuando no era por infección de las vías respiratorias era por diarrea, además de presentar desnutrición. Decidimos investigar qué sucedía con su familia, dónde y cómo vivía. Era una familia extensa compuesta de 32 personas que vivían en una casa con piso de tierra, la cual tenía cuatro cuartos y una cocina que por la noche también funcionaba como dormitorio. Había basura regada, sin una adecuada disposición de excretas (fecalismo al aire libre). Nos percatamos que la familia tenía hábitos higiénicos y alimenticios inadecuados. Sus miembros dependían económicamente de actividades agrícolas ya que eran pequeños propietarios, pero la mayoría de las veces sus recursos económicos provenían de la realización de un trabajo agrícola asalariado, lo que implicaba bajos ingresos.

Ante esta situación de pobreza nos dimos a la tarea de orientar a la familia con lo que logramos mayor limpieza del terreno al colocar la basura en un sólo sitio; también se construyó una letrina y se desviaron las aguas negras que cruzaban por la cocina; asimismo, se mejoró la higiene a pesar de la escasez de agua, así como sus hábitos alimenticios utilizando sus propios recursos naturales y señalándoles el valor de otros que estaban a su alcance y que desperdiciaban.

Con este conjunto de acciones logramos disminuir el número de consultas de dicha paciente y de sus familiares, en otros términos se redujo el riesgo de enfermar.

Hemos querido relatar lo anterior para enfatizar que el hombre por su esencia social posee rasgos fundamentales y particularidades específicas que lo diferencian radicalmente de otros seres vivos. Esto obliga a enfocar la salud-enfermedad no sólo desde posiciones biologistas, sino también considerar sus características sociales. Por lo tanto, para el estudio del proceso salud-enfermedad es necesario conocer las categorías y leyes que determinan las condiciones y factores socioeconómicos que influyen en el proceso salud-enfermedad de la población, es decir, la salud de colectivos de personas que se encuentran en un medio específico y mantienen determinadas relaciones sociales.

Dos de las categorías fundamentales para interpretar los fenómenos concretos de las ciencias médicas y de la salud pública son lo biológico y lo social. Al enfocar la relación entre ambas categorías en el análisis de la salud-enfermedad, existen tres tendencias negativas que debemos evitar:

1. Absolutización de lo biológico
2. Absolutización de lo social
3. Interpretación mecánica del proceso salud-enfermedad al señalar que en él están presentes, en partes iguales, la influencia de lo biológico y de lo social, lo que conduce a errores por su falta de base científica.

Es necesario destacar que existe una interacción dialéctica entre lo biológico y lo social y que según sea el problema concreto de que se trate, podrá predominar uno y otro. No obstante, debe tenerse presente que el hombre al ser el único ser vivo que convive en sociedad y que es portador de relaciones sociales, su salud estará, en última instancia, condicionada por diversos fenómenos sociales. Más aún si lo que valoramos es la salud de la familia, de grupos de población, la sociedad en su conjunto.

La interpretación de la salud y la enfermedad a lo largo de la historia de la humanidad ha estado vinculada indisolublemente al grado alcanzado en el desarrollo del conocimiento científico y a las concepciones ideológicas existentes en cada sociedad y en los grupos sociales específicos.

La situación de salud de la población es una categoría de análisis que refleja de manera sintética en un momento histórico concreto, el nivel alcanzado en la relación del hombre con la naturaleza y entre los mismos hombres. Dicha categoría integra factores sociales y naturales, factores que son propios del medio en el que los individuos se desenvuelven. La situación de salud se expresa en procesos de reproducción y composición de la población, en la morbilidad, mortalidad e invalidez y en los países que han alcanzado niveles elevados de salud se manifiesta también en el crecimiento y desarrollo físico y funcional de las nuevas generaciones. La situación de salud tiene en el modo de producción de los bienes materiales de vida el factor determinante esencial.

Las regularidades del fenómeno salud-enfermedad se manifiestan en un aspecto cuantitativo ya que al conocerse la repetición del fenómeno, la regularidad de su desarrollo, la ley estadística permite iniciar la búsqueda de las leyes generales e internas de la realidad a fin de descubrir cómo surge el proceso salud-enfermedad en una realidad concreta, cómo se desenvuelve y cuál es su tendencia.

La situación de salud está determinada por diversos factores socioeconómicos como son las condiciones de vida y de trabajo de los individuos así como por las políticas de salud y la legislación sanitaria vigente.

A nivel más concreto, en relación con la respuesta social a la enfermedad, se encuentra la organización de los servicios médicos.

Existen aquí tendencias médico-centristas que tratan de destacar la importancia del factor médico en el mejoramiento de la salud de la población. Sin embargo, sería incorrecto plantear que debe disminuirse o eliminarse el factor médico, en todo caso debe subordinársele dentro de las políticas y estrategias de salud a las variables socioeconómicas, es decir, a las condiciones materiales de vida de los individuos que son las que determinan su nivel de salud.

En lo que se refiere a la organización de las medidas de salud pública, existe una serie de concepciones que se desarrollan en el marco de la higiene social y la medicina social burguesas. Se manejan teorías sobre sistemas de salud pública que se sustentan en una orientación puramente curativa y que todavía priva en los países subdesarrollados; existen teorías sobre sistemas de salud con una orientación profiláctica individual donde se llevan a cabo medidas de control del ambiente, se vacunan a las personas, etcétera. En los sistemas sociales de corte socialista la salud pública tiene una profunda base profiláctica social.

Algunos higienistas sociales burgueses plantean que los sistemas curativos y aquellos que ponen énfasis en la profilaxis individual pueden ofrecer resultados importantes en el mejoramiento de la salud de la población. Sin embargo, tales sistemas son en esencia reformistas a pesar de que algunos estudios revelan las contradicciones de la sociedad capitalista; pueden parecer estudios progresistas cuando proclaman la distribución de la patología según clases sociales, o cuando evidencian cómo determinados fenómenos sociales ligados al capitalismo como el desempleo, la distribución desigual de los ingresos, etcétera, determinan una situación diferencial entre los grupos sociales respecto a su situación de salud.

Estos estudios no rebasan el marco de la contemplación de la realidad no obstante que algunos de ellos exijan en las recomendaciones derivadas del análisis que se introduzcan determinadas reformas en los sistemas de salud, que se modifiquen ciertos procedimientos o soliciten la creación de nuevas dependencias. En dichos estudios pueden observarse quizá ciertos planteamientos críticos pero sin un verdadero compromiso social orientado hacia el cambio de la estructura socioeconómica de la sociedad.

Solamente utilizando una teoría social que busque descubrir las contradicciones de la sociedad podrá conocerse con mayor objetividad la manera como influyen los distintos elementos de la formación económico-social en el proceso salud-enfermedad de los diversos grupos sociales.

PRIMER NIVEL DE ATENCION. UNA EXPERIENCIA EN IZTAPALAPA, DISTRITO FEDERAL

DRA. LUZ MARIA ALVARADO BARCENAS
MEDICA DEL INSTITUTO NACIONAL DE MEDICINA DE REHABILITACION

Fueron llegando las mujeres en parejas o en grupos más grandes; recuerdo claramente a ocho de ellas, aseadas, atentas, preocupadas por la salud de sus hijos, inquietas porque su medio ambiente no cubría el mínimo de requerimientos de higiene. Me dio mucho gusto verlas sentadas junto a las promotoras voluntarias, ¡se había logrado algo! En un principio pensamos que accedieron solamente a vacunar a sus hijos pero nos equivocamos ya que la realidad rebasó nuestro juicio impregnado de subjetividad.

Las asistentes a la reunión representaban casi la octava parte del total de madres con las que dialogamos en nuestras tres visitas a la colonia. Eran miembros de familias fijas, porque de los núcleos temporales nunca supimos su destino ni tiempo de asentamiento.

Fue complejo para nosotras entender que una familia llegaba, se asentaba, construía una casa con materiales de desecho, se incorporaban todos los miembros a la labor, y después de un tiempo no definido, levantaban su vivienda y se retiraban. Tuvimos que solicitar permiso a las autoridades y líderes del lugar para poder llevar a cabo la vacunación antipoliomielítica, con el riesgo de que algunos menores no pudieran ser inmunizados, por demora en obtener la respuesta positiva para proceder a la vacunación.

Recordamos la mañana en que nos encontramos a las puertas del lugar de residencia de estas mujeres, ante la mirada dubitativa del vigilante; después de leer el oficio firmado por la jurisdicción sanitaria y de consultar con los líderes del lugar, la jefa de enfermeras, la epidemióloga jurisdiccional, la enfermera vacunadora y yo pasamos por un largo pasillo, algo así como una avenida amurallada, para ver al final de éste una cordillera de basura, y en cada uno de estos cerros se encontraban familias completas dedicadas a pepenar plástico, cartón, vidrio o el material que la división del trabajo local les había asignado o permitido. Las "casas" se encontraban a las orillas y formando cuatro grupos como de 15 viviendas cada uno, en las que los niños comían alimentos en platos impregnados de moho y restos de comidas anteriores, entre el vuelo insistente de las moscas y el olor nauseabundo que penetra el cubrebocas de algodón que precavidamente habíamos llevado. Todo esto rebasó las referencias y las imágenes que nos habían dado y las que a partir de éstas nos habíamos formado. Nos dimos cuenta que la realidad que enfrentábamos era muy compleja y dinámica y que el poco tiempo que interactuamos con ella sólo nos permitió un acercamiento superficial que nos posibilitó únicamente un conocimiento descriptivo de la situación observada. Sin duda, a través de la acción-participación como método de investigación, podríamos penetrar de una manera más profunda en esa realidad para explicarla más objetivamente.

De la población de esa zona había algunos miembros que nos interesaban de manera especial: los niños de 0 a 5 años de edad, pues eran el objetivo a cubrir en la campaña de vacunación antipoliomielítica. El personal de los centros de salud realizamos un recorrido por la zona de asignación, casa por casa, para asegurar la aplicación de la vacuna en la totalidad de este grupo etareo. De toda la zona sólo faltaba este lugar por cubrir el cual se encontraba en el espacio limítrofe de dos jurisdicciones y por un acuerdo institucional se decidió que fuera atendido por el centro de salud del cual yo fungía como directora.

No sabíamos cómo abordar a la población; en otros lugares se nos manejaban una gran cantidad de argumentos para justificar la no vacunación de los menores, por ejemplo, "se me olvidó vacunarlos"; "esperábamos que ustedes vinieran hasta la casa como el año pasado"; "hemos tenido mucho trabajo y no los hemos podido llevar"; "¿acaso ya le tocaba la vacuna?" y otros muchos, inscritos en un pensamiento estereotipado, o eran manifestaciones de una irresponsabilidad racionalizada o una actitud contestataria ante el personal de salud por experiencias que habían tenido con resultados negativos y sin una explicación adecuada por parte de dicho personal.

Teníamos que abordar a las madres, pues consideramos que por medio de ellas sería posible cubrir el objetivo de la campaña. Tuvimos que esperar que bajaran de los cerros de basura y dejaran de pepenar. Nos invitaron a pasar a sus casas, de dos o tres cuartos de lámina o material de desecho. Todo el piso era de tierra; el agua se encontraba en tambos situados en un ambiente insalubre.

No se negaron a que sus niños fuesen vacunados, pero manifestaron el recelo por el caso de la muerte de un niño por septicemia, misma que adjudicaban a una vacuna antituberculosa. Tuvimos que enfrentar su duda y temor. Se les indicó que dicha vacuna requería de una aguja que al entrar a la piel producía una pequeña herida y ésta al estar expuesta a un medio ambiente tan contaminado como en el que vivían, sobre todo en la vacuna antituberculosa que tiene reacciones muy especiales, permitía un fácil acceso a cualquier germen patógeno. Si además al niño no se le había aseado cuidadosamente, el cuadro clínico se agravaba. Se les indicó que la vacuna que ese día se aplicaría era por vía oral. De esta forma accedieron, pero tuvimos que correr tras los niños, por entre los cerros de basura para poder inmunizarlos.

En la segunda y tercera ocasión que asistimos a ese lugar para aplicar las vacunas fue satisfactorio ver a las mujeres a la entrada de sus casas esperándonos, oírlas preguntar sobre las enfermedades y sobre si la forma de preparar sus alimentos y su higiene personal era la adecuada, tomando en cuenta el lugar donde vivían. La gente nos enseñó cosas que ignorábamos, aprendimos a no prejuzgarla, a tratar de contextualizar el proceso salud-enfermedad dentro de su medio físico y social; asimismo, vimos la importancia de incidir más sobre la educación para la salud a fin de evitar quedarnos en el simple nivel informativo. La gente empezó a cobrar conciencia de la necesidad de cuidar su salud. Estas experiencias me hicieron superar la visión exclusivamente biologista de la enfermedad.

BIBLIOGRAFIA

Brown, Richard, "Salud pública e imperialismo", en: *Monthly Review*, núm. 11, vol. 2, Barcelona España, 1979.

Cruz Ruiz, Miguel y Cruz S. Rebeca, "Servicio social rural regionalizado. Alternativa para el desarrollo", en *Rev. Estudios Municipales*, Centro Nal. de Estudios Municipales, núm. 24, año IV, México, Nov. dic. 1988.

Dubos, René, *Pasteur y la ciencia moderna*, Edit. EUDEBA, Buenos Aires, 1978.

Escobar G., Miguel, *Paulo Freire y la educación liberadora* (antología), Edit. SEP-Edic. El Caballito, México, 1985.

Fernandes, Barahona, "Estructura de las neurosis", en *Dinámica de las neurosis y tratamiento*. Simposium internacional. Asociación Mundial de Psiquiatría (WPA), Madrid, 1973.

Freire, Paulo. *Pedagogía del oprimido*, Siglo XXI Editores, México, 1986.

Fuente Muñiz, Ramón de la, *Psicología médica*, FCE, México, 1975.

Izquierdo I., Oscar, "Readiestramiento del trabajador incapacitado", en Memoria. Seminario internacional: *Rehabilitación del trabajador incapacitado*, Subsecretaría de Asistencia, SSA, México, 1981.

Jores, Arthur, *La medicina en la crisis de nuestro tiempo*, Siglo XXI Editores, (Colecc. mínima núm. 3), México, 1967.

Marx, Carlos, *El Capital*, Vol. 1, FCE, México, 1973.

Navarro, Vicente, *La medicina bajo el capitalismo*, Ed. Crítica, Barcelona, España, 1979.

Ricalde Noriega, Rubén y Rosete R. Francisco, "Rehabilitación del trabajador incapacitado", en Memoria. Seminario Internacional: *Rehabilitación del trabajador incapacitado*, Subsecretaría de Asistencia, SSA, México, 1981.

Ricchi, Renzo, *La muerte obrera*, Ed. Nueva Imagen, México, 1981.

Vales Ancona, Luis F. y Correa P., Gloria, "Estado actual de la rehabilitación profesional en México", revista *Ecos de medicina física y rehabilitación*, vol. VI, núm. 3, noviembre de 1984.

Varios, *Razón, locura y sociedad*, Siglo XXI Editores, México, 1878.

Weber, Max, *El político y el científico*, Alianza Editorial, Madrid, 1975.